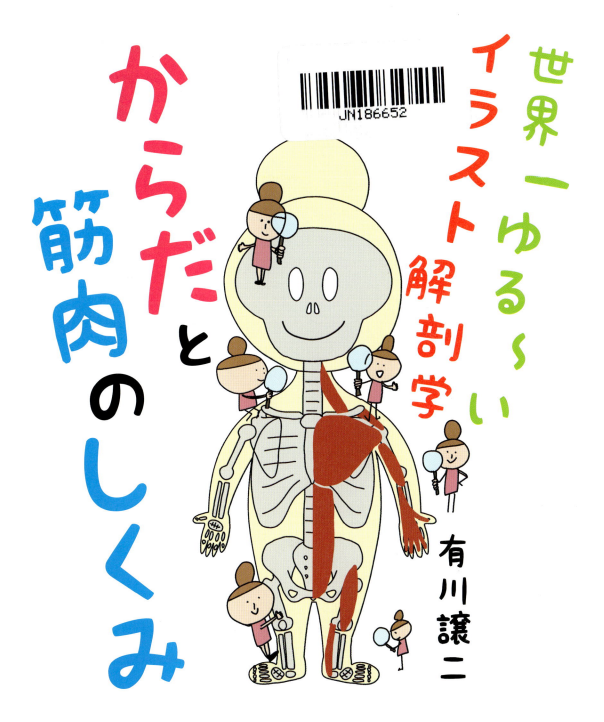

世界一ゆる～いイラスト解剖学 からだと筋肉のしくみ

有川譲二

高橋書店

自分のからだのこと、本当に知ってる?

ある日の午前2時……。
ぐっすり眠っているあなたのからだの中から、
筋肉くんと骨くんたちのこんな会話が聞こえてきました……。

- ぼくは筋肉。いやぁ、今日もよく働いたなぁ。がんばりすぎてパンパンだよ〜
- ぼくも筋肉。ぼくは、最近ぜんぜん出番がないから、逆になまってきちゃったよ…
- 毎日毎日、ぼくらはけなげに働いてからだを動かしているのに、うちのご主人って注目してくれないんだよね
- もったいないよね。ぼくたちのことを知れば、もっとラクに動けるようになるのにね
- ぼくたち骨は、いつも筋肉くんたちに動かしてもらってますけど、君たちのことを知るとそんなに違うの?
- 違うね。ぜんぜん違うよ
- まずは、からだのしくみを知らない人と知っている人の、違いを見てみよう!

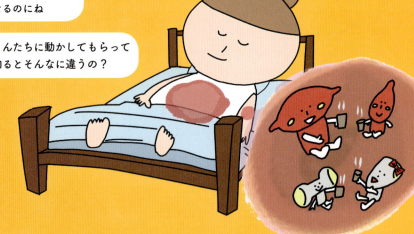

からだのしくみを知らない人

\前屈って、地面に手がつけば/
\いいんだよね？/

\とりあえず、気合を入れて、/
\エイッ！/

\痛いから、どこかに効いてるはずだけど……/
\おしりかな？ 腰かな？/

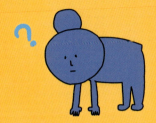 → 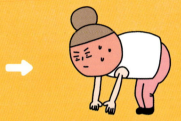 →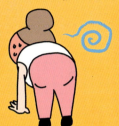

→ からだについてよくわからないまま運動しても、じつはそれほど高い効果は得られません。それどころか、間違った動きを気づかず続け、からだを痛める危険も。

からだのしくみを知っている人

\ももの裏側のハムストリングが/
\硬くなってるな。/
\前屈すれば伸びるはず/

\おなかと太ももの前の筋肉/
\を使って、股関節から/
\曲げるといいよね/

\あぁ〜、ハムストリングが/
\じんわり伸びる〜/

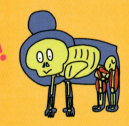 → 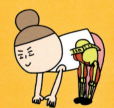 →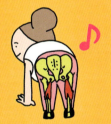

→ からだの構造やしくみが頭の中でイメージできると、どこをどう意識して動かせば効果的かがわかります。無理にからだを動かしたり伸ばしたりすることもなくなるので、筋肉を痛めることもありません。

- ほらね。同じような動きだけど、考えていることはぜんぜん違う。これは実際にやってみるとすぐわかるよ
- それだけじゃない。ぼくたちのことがわかると、肩こりや腰痛なんかで悩まなくなるんだ
- へぇ〜そうなんだ〜！

からだのしくみを知って、「魔法の虫メガネ」を手に入れよう！

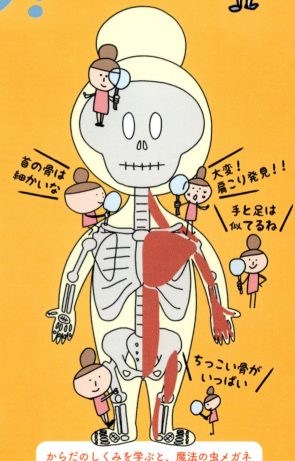

 わたしも骨として、感じることがあるわ。うちのご主人って、からだをやわらかくしたい、おなかを引きしめたい、肩こりをなんとかしたいとか、いつも言ってるけどやっぱり効果は出てない気がするのよね

 でもからだの基本について知る機会ってあんまりないよね。そういえば、学校の授業で習った記憶ってないし

 でもさ、からだを変えたいなら、ぼくたち筋肉や骨のことを知ったほうがいいと思うんだよ

 そんなときに役立つのが、ジャーン！「魔法の虫メガネ〜」

 何それ？

 外から見えるはずのない筋肉や骨を透視できる、特別な虫メガネなんだ

 ほほう……？　なんかすごそうじゃん？

からだのしくみを学ぶと、魔法の虫メガネを手に入れたように、骨や筋肉の場所や動きをイメージできるようになります。

魔法の虫メガネを使うと……

いつものわたし　骨だけのわたし　筋肉だけのわたし

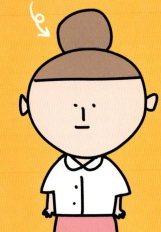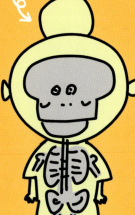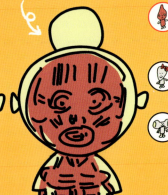

ほら、こんなふうに、からだの中をイメージできるようになるんだ

わたしの存在にも気づいてもらえるってことね！

ほかにもいろいろ役立つことがあるみたいだね～

ほかにもこんなメリットがある！

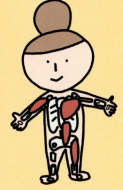 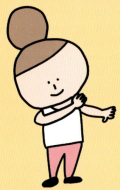 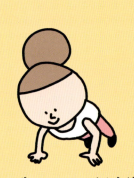 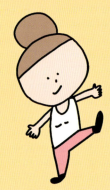

自分のからだの中の状態や変化を感じ取りやすくなります。

からだの不調が出たときに、その原因がどこにあるかがわかるから、すぐに自分をケアできます。

スポーツのシーンやからだを鍛えるときに、いつも以上の運動効果が得られます。

日常の動作でラクなからだの使い方を意識できるから、なんかラク！

世界一ゆる～く、からだのしくみを学んじゃおう！

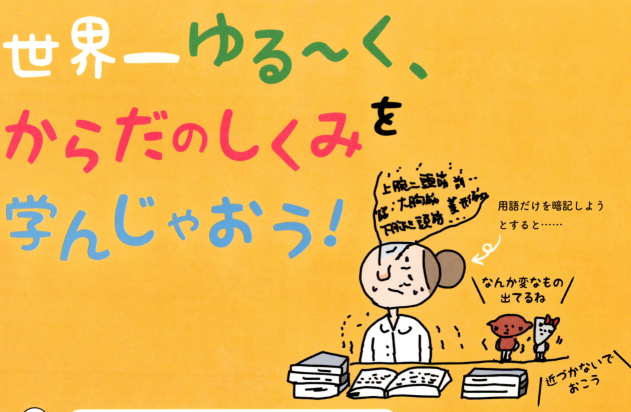

- からだを知ることって、カイボウガクっていわれてるんだっけ？
- そう、よく知ってるね！　筋肉や骨は外から見えないからわかりにくいし、解剖学って漢字で書くとそれだけで難しそうって思われちゃうんだよね～
- でも自分のからだのことなんだから難しくなんかないよ。筋肉や骨の場所と動きが、なんとなくわかればいいだけだから
- イメージするだけでいいのね！
- 最初はそれで充分だよ。それだけで、からだを動かすときの意識まで変わるんだ
- 意識するだけで変わるって、すごいかも～!!
- そのうえで「あ、今、この筋肉が働いてくれてる！」ってわかるようになれば、最高だね。

からだの「動く」しくみが楽しくわかる！

ふつうの解剖学の本には、専門用語がいっぱい。でもこの本では、用語を知らなくても大丈夫！
イラストを眺めることで、骨と筋肉について楽しく、ラクに学べます。

1

- ☑ ゆる〜いイラストで、骨や筋肉の特徴がシンプルにわかる
- ☑ 骨や筋肉をしぜんとイメージできるようになる

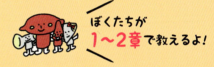
ぼくたちが1〜2章で教えるよ！

2

- ☑ どの筋肉にトラブルがあるかわかる
- ☑ 解剖学的な筋肉ケアで、からだが変わる！

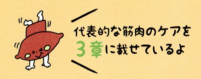
代表的な筋肉のケアを3章に載せているよ

3

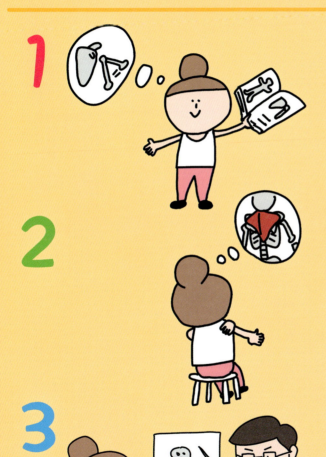

- ☑ 読み終わったころには、病院やからだの専門家の説明を正しく理解できるようになる
- ☑ ほかの本や情報も理解しやすくなり、これまで以上の効果が期待できる

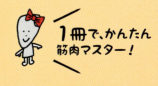
1冊で、かんたん筋肉マスター！

も く じ

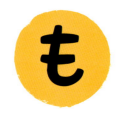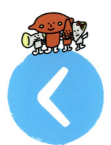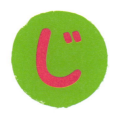

からだっておもしろい！

自分のからだのこと、本当に知ってる？ ……… 2
からだのしくみを知って、「魔法の虫メガネ」を手に入れよう！ ……… 4
世界一ゆる〜く、からだのしくみを学んじゃおう！ ……… 6

第1章 世界一ゆる〜く学ぶ からだのしくみ

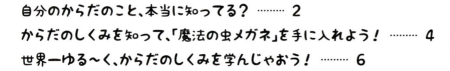
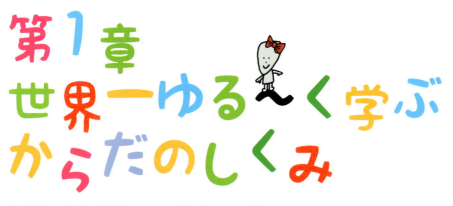

からだの中は不思議でいっぱい！ ……… 14
知らないともったいない！？ からだのしくみ ……… 16
まずは、からだを形づくる「骨」を知ろう！ ……… 18
動きを決めるのは骨のジョイント部分、「関節」 ……… 20
からだを動かす原動力は、ズバリ「筋肉」！ ……… 22
筋肉のついている場所を知ると、からだの動きがわかる！ ……… 24
からだの動きは骨・関節・筋肉の連携プレー ……… 26
コラム 筋肉たちのつぶやき① ……… 28

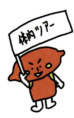
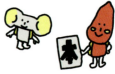

第2章 世界一ゆる〜く学ぶ筋肉イラスト図鑑

今までにない筋肉図鑑で、イメージしながらからだのしくみを学んじゃおう！ ……… 30

肩を動かす筋肉 ……… 34

さまざまな方向に肩を動かす働き者！ 三角筋 ……… 36
鍛えれば、モテ男＆モテ女になれる！？ 大胸筋 ……… 38
筋肉面積ナンバーワン！ のたくましい「背筋」 広背筋 ……… 40
肩の動きをサポートする、小さな筋肉集団 ローテーターカフ（肩甲下筋、棘下筋、小円筋、棘上筋） ……… 42

肩甲骨を動かす筋肉 ……… 44

だれもが悩む肩こり筋はココ！ 僧帽筋 ……… 46
スムーズに動けば見返り美人に！ 肩甲挙筋 ……… 48
肩甲骨を押し出すノコギリ筋 前鋸筋 ……… 50
背中の「ひしがた」が美姿勢をつくる！ 菱形筋 ……… 51

腕と手を動かす筋肉 ……… 52

力仕事でたくましく活躍！ 力こぶ筋 上腕二頭筋 ……… 54
プヨプヨ「二の腕」裏のひじ伸ばし筋 上腕三頭筋 ……… 56
現代人は、パソコン・スマホで酷使しがち 前腕屈筋群 ……… 58
しなやかに動く指先をサポート 前腕伸筋群 ……… 59

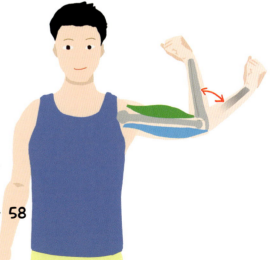

おなかと骨盤を動かす筋肉 …… 60
- くっきり割れたらかっこいい 腹直筋 …… 62
- 腰を安定させるおなかのコルセット 腹横筋 …… 64
- 引きしまったウエストはこの筋肉がつくる 腹斜筋（外腹斜筋・内腹斜筋）…… 66
- いい姿勢を保つ立て役者！ 腰方形筋 …… 68

股関節を動かす筋肉 …… 70
- ランナーの走りはココが重要 大臀筋 …… 72
- 片足立ちがぐらついたら、弱っている証拠 中臀筋・小臀筋 …… 74
- 洋梨のような形でおしりと脚をつなぐ 梨状筋 …… 76
- あらゆるスポーツで役立つ万能選手 大腰筋 …… 78
- 骨盤の奥で股関節の動きをサポート 腸骨筋 …… 79
- 開いた脚をキュッと閉じる！ 股関節内転筋群 …… 80

脚と足首を動かす筋肉 …… 82
- 脚を動かす4つの大きな原動力 大腿四頭筋 …… 84
- 太ももの裏側で働くひざ曲げ筋 ハムストリング …… 86
- 引きしまったふくらはぎをつくる！ 下腿三頭筋（腓腹筋・ヒラメ筋）…… 88
- 足首からつま先まで自由に動かす匠たち 下腿前面・後面の筋肉群 …… 90

頭と背中を動かす筋肉 …… 92
- 人間のからだを支える大黒柱 脊柱起立筋 …… 94
- パソコン疲れが出やすいのはココ 首の後ろの筋肉（頭半棘筋・頭板状筋・頸板状筋）…… 96
- **コラム** 筋肉たちのつぶやき② …… 98

第3章 世界一ゆる〜く学ぶ不調をケアするボディメンテナンス

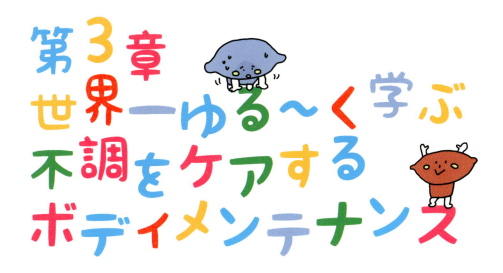

筋肉の知識をボディメンテナンスに活かそう！ ……… 100

| CASE1 | 肩がこる、首を回しにくい【肩甲挙筋】 ……… 104
| CASE2 | 腕を上げにくい、肩に痛みがある【棘上筋（ローテーターカフ）】 ……… 106
| CASE3 | 首から肩にかけてこりを感じる【僧帽筋】 ……… 108
| CASE4 | ひじを曲げると痛い、腕が疲れる【上腕二頭筋】 ……… 110
| CASE5 | ひじを伸ばすと痛い【上腕三頭筋】 ……… 112
| CASE6 | 手首や指に硬さや痛みがある【前腕屈筋群・前腕伸筋群】 ……… 114
| CASE7 | 腰が痛む、張りがある【腰方形筋】 ……… 116
| CASE8 | 腰やおしり、股関節が痛む【梨状筋】 ……… 118
| CASE9 | ひざに痛みや張りがある【大腿四頭筋】 ……… 120
| CASE10 | ふくらはぎが重だるい【ヒラメ筋（下腿三頭筋）】 ……… 122

巻末付録INDEX

- まるっとおさらい！ おもな筋肉一覧 ……… 124
- まるっとおさらい！ おもな骨格一覧 ……… 126

おわりに ……… 127

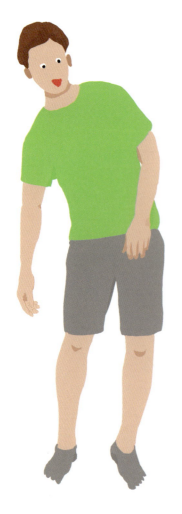
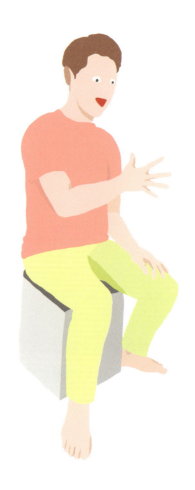

STAFF

ブックデザイン　TYPEFACE（AD：渡邊民人、D：小林麻実）
編集協力　　　　川端浩湖
校　　正　　　　荒川照実

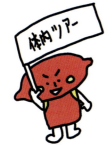
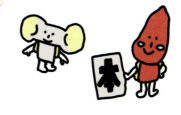
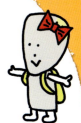

第1章
世界一ゆる〜く学ぶ からだのしくみ

からだの中は不思議でいっぱい！

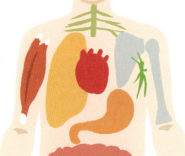

からだって どうして 動くんだろう？

上手な からだの 使い方って？

からだの 鍛え方が わからない！

なんで 運動しても 効果が 出ないの？

腰が 痛くなるのは なぜ？

疲れをとるには どこをストレッチ すべき？

肩がこったら どうしたら いいの？

からだのしくみを知れば、これらの疑問が解決します！

第1章　世界一ゆる〜く学ぶからだのしくみ

あなたが筋肉を感じるのはどんなとき？
肩がこっていたり、腰が痛かったり、筋肉痛になったりしたときでしょうか。
じつは、からだがSOSを出すしくみには、かならず筋肉がかかわってきます。
からだに負担がかかると、筋肉は硬くなり、血流も悪くなります。
すると筋肉の動きが悪くなったり、痛みが出たりして、生活にも影響が出てしまうんです。
こんな悪循環を断ち切るには、筋肉について知るのが近道！
そうして筋肉の疲れを、自分で気づけるようになれば、
より快適な生活が手に入れられます！

筋肉を知ると、からだが変わります！

知らないともったいない!?
からだのしくみ

 どーも、骨です

 どーも、筋肉です

 ここからは、カイボウガクを学ぶってことで集まったわけだけど……

 からだの中には、内臓、血管、神経などさまざまな器官があるよね。そのなかで腕を上げたり、足を踏み出したり、からだを動かすときに欠かせないもの。それがぼくたち、骨と筋肉さ。えっへん

 動きの土台になるのは、まず、ぼくら骨だね

 そうそう。君たち骨や、骨をつなぐ関節は、家を支える柱みたいなもんだからね

 ぼくらのこと、知らずになんとなく使ってた〜って人は、要チェックだよ！

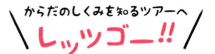

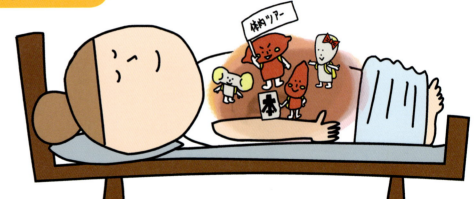

> からだのしくみに注意を向けるのが解剖学のはじまり。
> いま一度、意識しながら読んでみましょう。

第1章 世界一ゆる〜く学ぶからだのしくみ

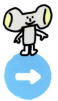

→ からだのしくみを知らないと…
「もったいない！」

筋肉や関節に不調を感じても、痛くなった原因や対処法もわかりません。ほかにもいろいろなことを損してしまいます。

- 無理な運動をしてけがをしやすい
- けがや不調の治療にお金や時間がかかる
- スポーツやトレーニングで思うような効果や喜びがなかなか得られない

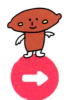

→ からだのしくみを知っていると…
「得してる！」

骨や筋肉の基本的な知識があれば、コリや痛みが出ても、なぜそうなったかを考えられるようになります。だから、簡単なケア方法なら自分でできるようになります。

- 正しくからだを使ってけがをしにくくなる
- 運動パフォーマンスがアップ
- 自分でケアできるからお金もかからない！

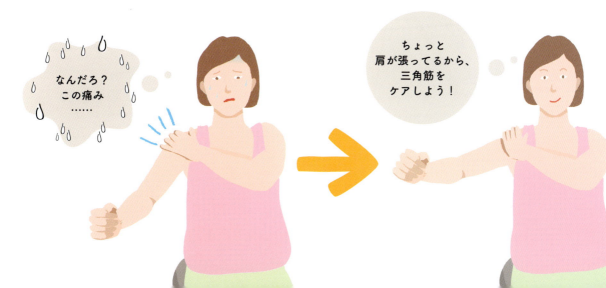

まずは、からだを形づくる「骨」を知ろう！

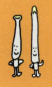
前腕には骨が2本あるって知ってた？

場所によって形や大きさはいろいろ

ろっこつ
肋骨はかごみたいな形！

腕と脚の骨って、構造似てるよね

骨盤って意外と大きな骨なのよ

手や足には小さな骨がいっぱい！

人間のからだの動きで土台となるのが骨です。骨の形で、からだの形も決まってきます。だから骨の構造を知ることは、からだのしくみを知る第一歩。とはいえ、いきなりぜんぶ覚える必要はありません。人間のからだでは、いろいろな形や大きさの200以上の骨が組み合わさり、骨格をつくっています。そして骨には、人間のからだを支えたり、内臓を保護したりする重要な役目があります。まずは、この2つを覚えておけばOK！ どんな骨があるかについては、からだをさわれば、少しずつわかってくると思います。

第1章 世界一 ゆる〜く学ぶからだのしくみ

ぼくらって、筋肉くんたち以上にふだん注目してもらえてないよね〜

じゃあまずは、さわって意識してもらいましょうよ！

骨をさわってみよう

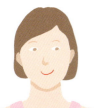

腕の骨

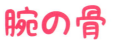

肩先からひじにかけてさわっていくと、上腕（じょうわん）には細長い骨が1本あり、ひじから下の前腕（ぜんわん）には、2本の骨があります。骨のつなぎ目部分は太くなっていて、そこに関節があります。

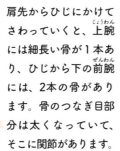

肋骨（ろっこつ）

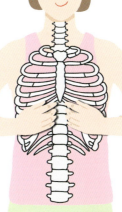

みぞおちのあたりに手を当て、中心から外側に向かって骨をたどっていくと、カーブした細い骨があります。左右に12本ずつ、計24本あり、かごのような形をしています。

動きを決めるのは骨の ジョイント部分、「関節」

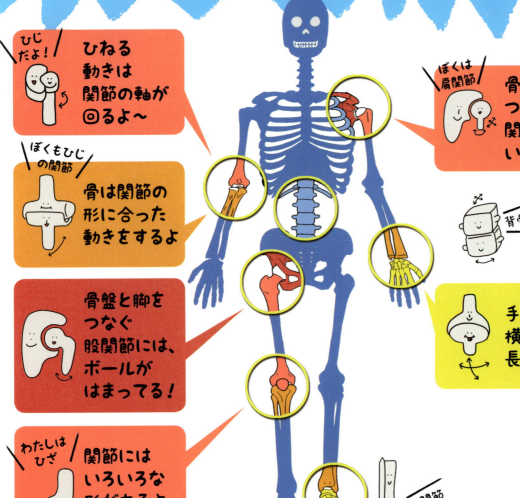

骨が動くために必要なのが関節です。関節は骨と骨をつなげるジョイント部分で、関節を包みこむ膜（関節包）や靭帯、筋肉によって離れないようになっています。関節は場所によっていろいろな形をしていて、その形どおりにからだは動きます。

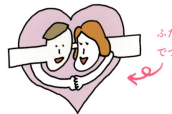
ふだんはほどよい距離感でつながっている関節

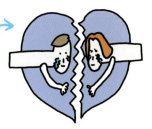
転んだりぶつかったりして関節の形に合わない動かし方をすると、大きな負担がかかって、けがにつながることも

関節も骨と同じく、いろんな形があるんだ

関節によって動く方向が決まるって、覚えておいてよね！

関節をさわってみよう

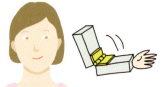

ちゅうかんせつ　肘関節

ひじには、ドアについている蝶番のような形をした関節があります。この関節は一方向にだけパタパタと動かせます。

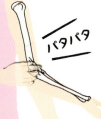
パタパタ

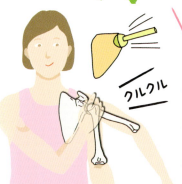
医学用語では音読みになるよ！
クルクル

けんかんせつ　肩関節

腕と肩甲骨をつないでいるのが、肩の関節。腕の骨の先端が球状になっているため、クルクルといろいろな方向に回ります。

からだを動かす原動力は、ズバリ「筋肉」!

やっとぼくらの出番!
形はいろいろだよ

筋肉って意外と動きは単純なんだよね〜

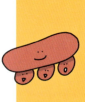
表層だけじゃなく、深層にも仲間がいっぱい

平べったい形の筋肉もあるんだよ

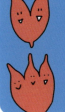
途中から筋肉が枝分かれしているのもあるよ

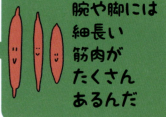
腕や脚には細長い筋肉がたくさんあるんだ

骨と関節だけでは、からだは動きません。それらを動かすのが、この本の主役、筋肉たちです。全身には、からだを動かすために働いている筋肉が400以上あります。

その働きはとってもシンプルで、どれも縮んだりゆるんだりするだけ！

ただし筋肉は使いすぎたり、逆に使わなさすぎたりすると、縮んだりゆるんだりのこの働きが低下して硬くなる性質があり、痛みや重だるさなどの原因にもなるので、少し注意が必要です。

 筋肉の働きって、つまり、縮んだりゆるんだりして動いているだけなんだ

でもそのおかげで、筋肉にくっついている骨は動けるのよね！

第1章 世界一ゆる〜く学ぶからだのしくみ

筋肉のしくみ

筋肉にはいろいろな形がありますが、細長い筋肉を例に筋肉のしくみを説明しましょう。

筋肉の端と端は骨にくっついています。骨に近い部分には腱（けん）という頑丈な結合組織があり、骨と筋肉をしっかりつなげています。筋肉は、縮むと短くなり、ゆるむと長くなるので、この動きに合わせて骨は動き、からだも動かせるのです。

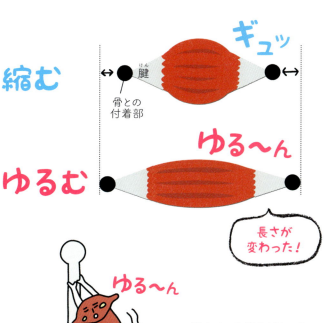

縮む　ギュッ
腱
骨との付着部

ゆるむ　ゆる〜ん

長さが変わった！

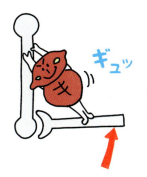

筋肉が縮むと、関節を軸に骨と骨の距離が近くなります。これが「曲げる」動きです。

縮んでいた筋肉がゆるむと、骨も元の位置に戻ります。これが「伸ばす」動きです。

23

筋肉のついている場所を知ると、からだの動きがわかる！

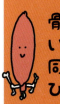
骨にくっついていつも同じ方向にひっぱるよ！

関節をまたいでついて、関節を動かすんだ！

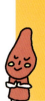
ついている場所にあった動きをしてほしいな

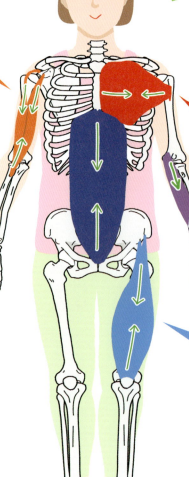

胸の前についている筋肉が腕をからだの前に動かすんだ

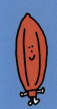
太ももの筋肉がひざを伸ばしてくれるよ

筋肉の動きというのは、「縮む」と「ゆるむ」の一方向だけ。だから筋肉がどの骨からどの骨に向かってくっついているかを知れば、筋肉の動かし方がわかります。筋肉の動かし方がわかれば、トレーニングをしても効果が高まり、無理な動かし方をして筋肉を痛めることも少なくなります。

筋肉の両端は骨にくっついていますが、その両端には名前がついていて、解剖学ではそれを「起始」「停止」と呼んでいます。筋肉はゆるんだり縮んだりしながら、この起始と停止を引っぱって、その方向に骨を動かすのです。この方向がわかれば、筋肉と骨の動きをよりイメージしやすくなります。

起始 からだの中心近く、あまり動かないほう　　**停止** からだの中心から遠く、よく動くほう

ただ、どちらが起始で、どちらが停止かは、はじめのうちはあまり気にする必要はありません。覚えておきたいのは、筋肉の両端が骨のどこについているか、です。

 筋肉の動く方向へ骨もいっしょに動く。つまりぼくらは一心動体!?

筋肉が動く方向にそってからだを動かすとラクだよ〜

筋肉をさわってみよう

上腕の筋肉をさわりながら、ひじの曲げ伸ばしをしてみましょう。手前に前腕を動かすようにすると、わずかですがイラストのAとBが近づき、その方向に筋肉が縮んでふくらみます。反対に、前腕をおろすようにすると、AとBは離れ、その方向に筋肉が伸びてふくらみがなくなります。

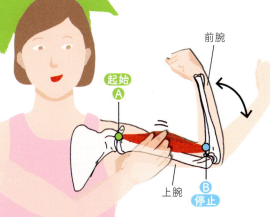

筋肉を知れば、使っている筋肉をさわれるようになります。

第1章　世界一ゆる〜く学ぶからだのしくみ

からだの動きは骨・関節・筋肉の連携プレー

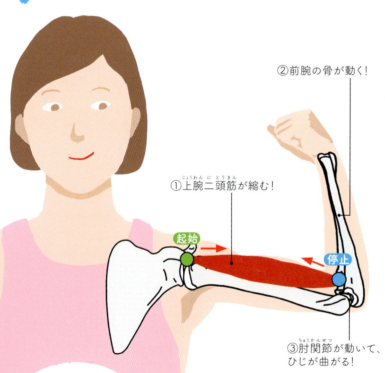

②前腕の骨が動く！

①上腕二頭筋（じょうわんにとうきん）が縮む！

起始

停止

③肘関節（ちゅうかんせつ）が動いて、ひじが曲がる！

上腕二頭筋で、骨・関節・筋肉の連携プレーを見てみよう

からだの動きというものは、これまでに紹介した骨、関節、筋肉の3つでつくられます。たとえば、上腕二頭筋という腕の筋肉の動きを見てみましょう。

上腕二頭筋は、肩甲骨（起始）と、前腕の骨（停止）についています。この筋肉の起始と停止が近づくと、筋肉は縮んで長さが短くなります。すると筋肉にくっついている前腕の骨がひっぱられます。このときの骨の動きは、関節の形によって決められているので、前腕の骨は肘関節の形どおりに動かされていきます。これが、「ひじを曲げる」動きになります。

このように人間のからだは、骨と関節と筋肉の連携によって、動くようになっています。だから、この3つを知れば、からだの動きのしくみもわかるようになるのです。

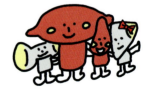

この3つを知って、思い通りに動かせるからだに！

筋肉たちのチームワークでなめらかな動きに

人間のからだは、
何か動作をするとき、1つの筋肉だけでなく、
いくつもの筋肉が必ず連動しています。
たとえばボールを投げるときは、腕だけでなく、
脚、腰、背中の筋肉など、そのときに必要な筋肉を総動員しています。
そんな**筋肉のチームワーク**があるからこそ、
ロボットのようなぎこちない動きではなく、
なめらかな動きができるようになるのです。

でも、「自分のからだの動きはなめらかだ」と感じたことってありますか？
なかなかないという人が多いと思います。
それは単純にからだが硬いからというよりも、
からだのチームワークがとれていないからなのです。

このチームワークを高めるには、
まずは、それぞれの骨や関節、筋肉についての特徴を知ることが大切。
そうすれば、**不調の原因や対処法**もわかり、
からだの使い方や動かし方まで変えられます。
まずは代表的な筋肉をひとつずつ、イラストで学んでみましょう。

第1章　世界一ゆる〜く学ぶからだのしくみ

コラム
筋肉たちのつぶやき①

たまにはぼくらひとりひとりにスポットを当てて、ぼくらの声に耳をすませてみてね。

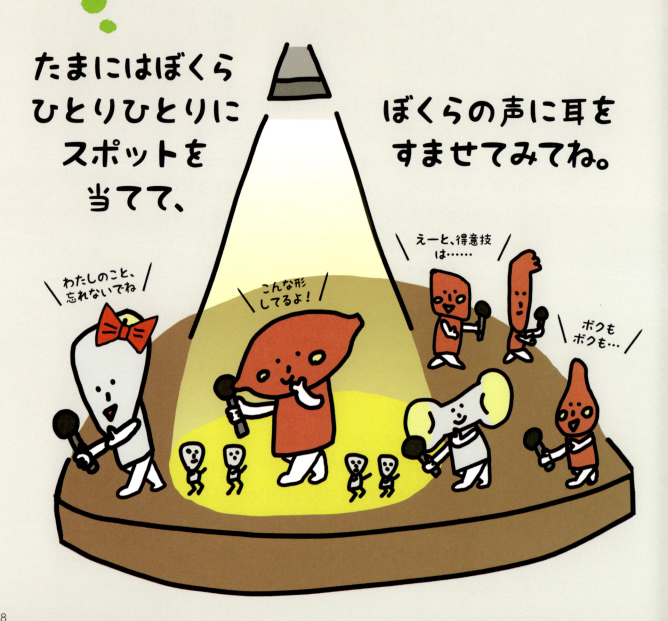

第2章
世界一ゆる〜く学ぶ筋肉イラスト図鑑

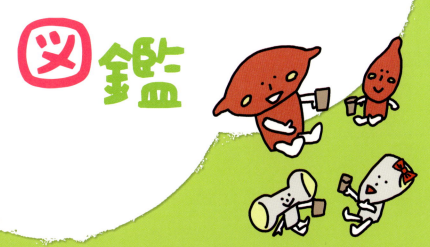

今までにない筋肉図鑑で、イメージしながらからだのしくみを学んじゃおう！

- これまでで、からだを動かせるのはぼくら骨や筋肉のおかげってこと、だいたいわかってくれたかな？
- じゃあここからは、どんな筋肉たちが毎日活躍してるのか、部位ごとに見ていこう！
- 出てくる筋肉は31種類！ それぞれ大きさや形も違うし、役割分担もちゃーんと決まってるんだ
- 最初は名前も覚えなくていいから、とにかくぼくらをイメージしてみてね
- おすすめの読み方を確認したら、肩の筋肉から、さあスタートだ！

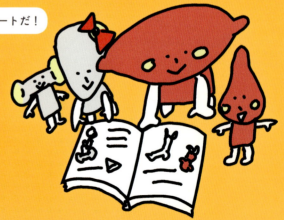

第2章 おすすめの読み方

ステップ1 動きをマネしながら筋肉の作用を知ろう

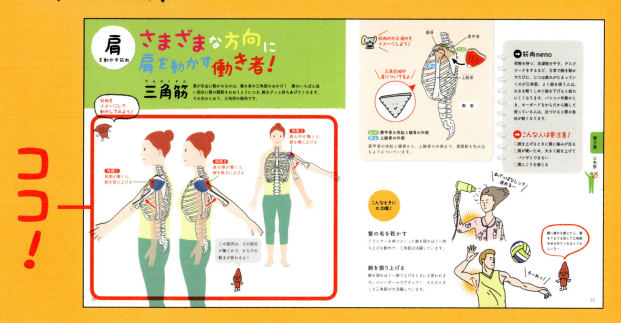

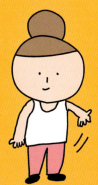

なるほど、こんなふうに動くのか！

まずはイラスト見て、
筋肉の働きをイメージしましょう。
筋肉の働きは「作用」と呼ばれ、
ほとんどの筋肉は1つの作用だけでなく、
いくつかの作用をかけもちしています。
頭の中でイメージができたら、
その筋肉を実際に動かして
その動きをからだで感じてみましょう。

ステップ2 筋肉の形とついている場所をチェックしよう！

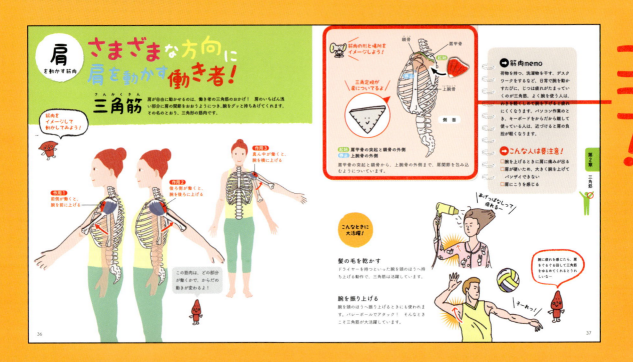

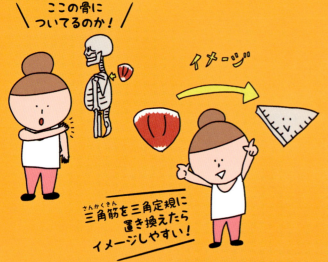

フキダシのイラストを連想しながら、筋肉の形をイメージしてみましょう。筋肉のついている場所を知ると、筋肉が骨をどう動かすかがわかります。筋肉の起始は 緑 、停止は 青 で表しているので、どこについているか確認しましょう。

ステップ3 筋肉たちの活躍ぶりや豆知識も紹介しています

筋肉memo
お役立ちアドバイスや筋肉のウラ話を公開しちゃうよ

こんな人は要注意！
筋肉からのSOSサインはこれ！

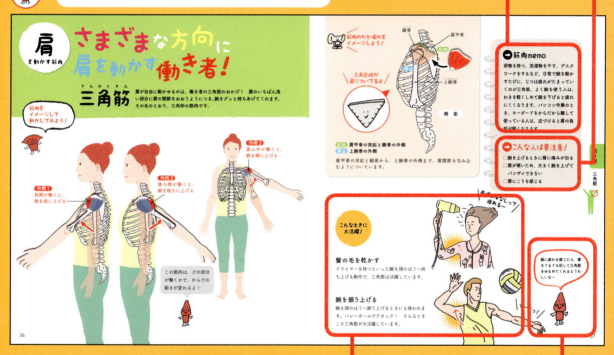

こんなときに大活躍！
意外なときに働いているかも？

ケア方法
たまにはぼくらをいたわってね〜！

筋肉がふだん、どんなときに働いているのか、その活躍を大公開！
知って得する豆知識や、注意したいポイント、ケア方法もご紹介します。
これで、筋肉たちをもっと身近に感じられるはず！

肩 を動かす筋肉

ドアを開ける、荷物を持つ、洗濯物を干すなど、肩を使う場面を上げたらキリがありません。そんな働き者の肩の動きには、肩関節といくつもの筋肉が関わっています。全体像をつかんでから、筋肉をひとつずつ見ていきましょう。

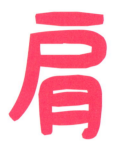

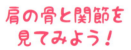
肩の骨と関節を見てみよう！

肩の中をのぞいてみると、三角形の平べったい形をした肩甲骨と細長い上腕骨があります。このつなぎ目の部分が肩関節です。

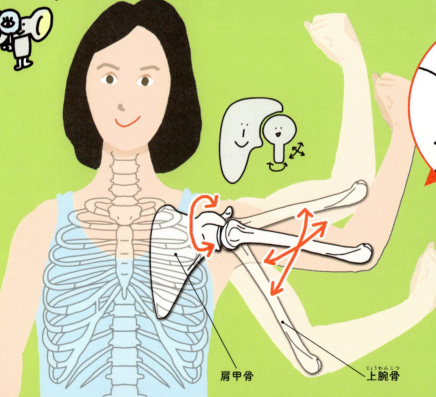

けんかんせつ
肩関節

上腕骨（じょうわんこつ）
肩甲骨

肩関節のつなぎ目に注目！上腕骨を見ると、骨の先端が丸くなっています。この形のおかげで、関節がクルクルと回り、肩につながる腕をいろいろな方向に動かせるのです。

肩甲骨　上腕骨（じょうわんこつ）

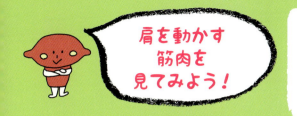

肩を動かす筋肉を見てみよう！

肩の浅い部分には三角筋、大胸筋、広背筋が、深い部分にはローテーターカフが、左右対称についています。ローテーターカフは、肩関節を安定させる4つの小さな筋肉（棘上筋、棘下筋、小円筋、肩甲下筋）の総称です。

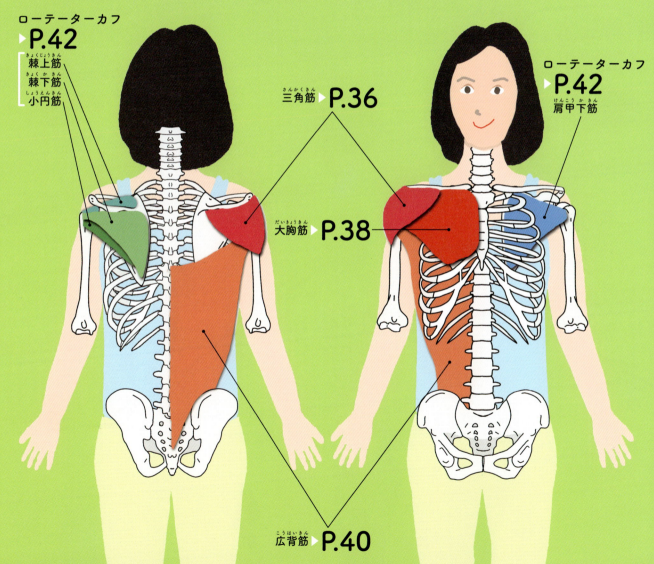

ローテーターカフ ▶P.42
棘上筋（きょくじょうきん）
棘下筋（きょっかきん）
小円筋（しょうえんきん）

三角筋（さんかくきん）▶P.36

大胸筋（だいきょうきん）▶P.38

ローテーターカフ ▶P.42
肩甲下筋（けんこうかきん）

広背筋（こうはいきん）▶P.40

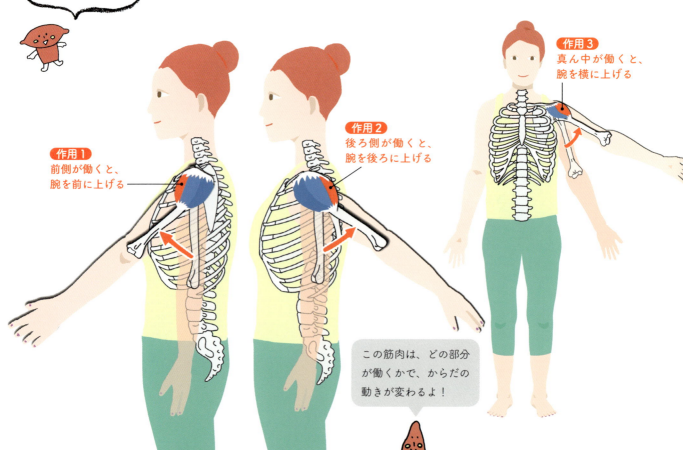

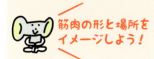
筋肉の形と場所をイメージしよう！

鎖骨　肩甲骨　起始　停止　上腕骨　側面

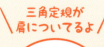
三角定規が肩についてるよ

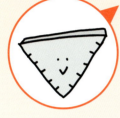

起始 肩甲骨の突起と鎖骨の外側
停止 上腕骨の外側

肩甲骨の突起と鎖骨から、上腕骨の外側まで、肩関節を包み込むようについています。

筋肉memo

荷物を持つ、洗濯物を干す、デスクワークをするなど、日常で腕を動かすたびに、じつは疲れがたまっていくのが三角筋。よく腕を使う人は、わきを軽くしめて腕を下げると疲れにくくなります。パソコン作業のとき、キーボードをからだから離して使っている人は、近づけると肩の負担が軽くなります。

こんな人は要注意！

☐ 腕を上げるときに肩に痛みが出る
☐ 肩が硬いため、大きく腕を上げてバンザイできない
☐ 肩にこりを感じる

第2章　三角筋

こんなときに大活躍！

髪の毛を乾かす
ドライヤーを持つといった腕を頭のほうへ持ち上げる動作で、三角筋は活躍しています。

腕を振り上げる
腕を頭のほうへ振り上げるときにも使われます。バレーボールでアタック！　そんなときこそ三角筋が大活躍しています。

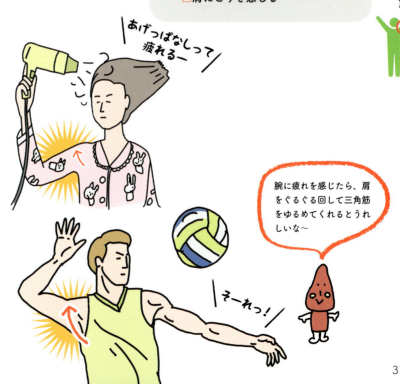

肩を動かす筋肉

鍛えれば、モテ男＆モテ女になれる!?

大胸筋（だいきょうきん）

腕をからだの前へ動かすのに欠かせないのが、じつはこの胸の筋肉です。大胸筋は胸の浅い部分にある扇形の筋肉で、腕の骨を内側にひっぱります。いわゆる「胸板」といえばここ！ 大きく幅広い筋肉なので、鍛えると目立ちます。

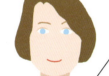
筋肉をイメージして動かしてみよう！

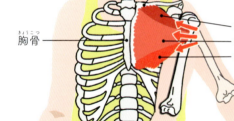

鎖骨（さこつ）
胸骨（きょうこつ）

作用1 腕をからだの前へ動かす
〈上部〉鎖骨側へ動かす
〈中部〉胸骨側へ動かす
〈下部〉おなか側へ動かす

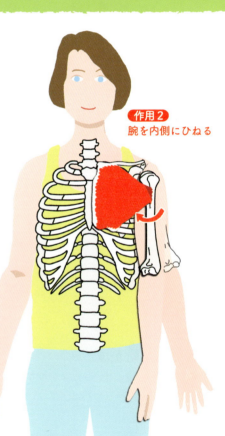

作用2 腕を内側にひねる

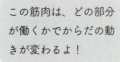
この筋肉は、どの部分が働くかでからだの動きが変わるよ！

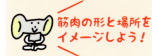

筋肉の形と場所をイメージしよう！

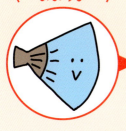

広げた扇子が胸をおおうよ

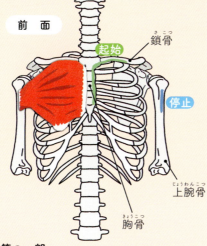

前面

鎖骨・起始・停止・上腕骨・胸骨

起始 鎖骨の内側、胸骨、腹筋の一部
停止 上腕骨の外側

鎖骨、胸骨、腹部から、上腕骨の外側まで、肩関節の前をまたぐようについています。

➡筋肉memo

からだにグッと力が入ると、大胸筋にも力が入ります。寒いときや、人前で緊張しているときも、この筋肉が縮こまって背中も丸くなりがちです。また、肩が前に出た猫背の人も、この筋肉が緊張しているかも。背筋を伸ばし、胸を開けば、大胸筋もほぐれて肩こりの予防にもなりますよ。

➡こんな人は要注意！

- □ 肩や胸の筋肉に痛みやこりを感じる
- □ 胸を開くと胸の前がつっぱる
- □ いつも猫背になっている

第2章 大胸筋

こんなときに大活躍！

腕立て伏せをする
腕立て伏せでは、からだを上げるときはもちろん下げるときにも、体重を支えるために活躍しています。

ギュッとハグする
腕を胸の方向にグッと近づけるときにも使われます。つまりハグの動きです。大胸筋を意識してハグすれば、ふたりの距離も近くなるかも？

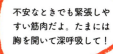

あと30回ニャー！
もう離さないよ…
ギュッ

不安なときでも緊張しやすい筋肉だよ。たまには胸を開いて深呼吸して！

肩を動かす筋肉

筋肉面積ナンバーワン！のたくましい「背筋（はいきん）」

広背筋（こうはいきん）

背中をおおう筋肉といえば、この広背筋。人体でもっとも広い筋肉です。じつは腕の骨にくっついているので、おもに肩を動かし、腕を後ろに引くときに大きな力を発揮します。

筋肉をイメージして動かしてみよう！

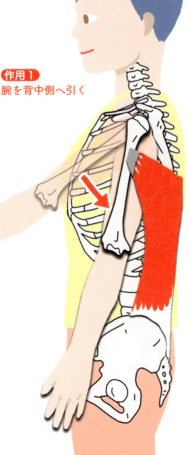

作用1
腕を背中側へ引く

下半身から腕までつながっているのがポイント。この背中の筋肉で腕を引っ張るから、腕を後ろへ大きく引けるのよ！

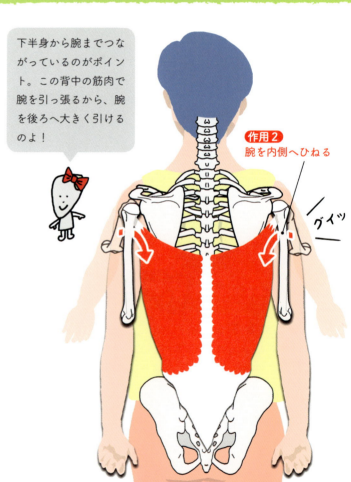

作用2
腕を内側へひねる

グイッ

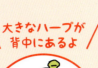

筋肉の形と場所をイメージしよう！

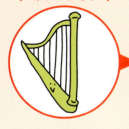

大きなハープが背中にあるよ

胸椎

後面

肩甲骨
停止
上腕骨
起始
肋骨
骨盤

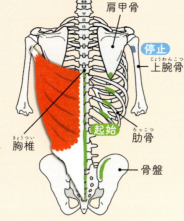

起始 第7胸椎～骨盤の後面、肩甲骨の下端、肋骨の下部
停止 上腕骨の前面

背骨（胸椎）から骨盤、肩甲骨、肋骨といった広い範囲から、上腕骨の前面までについています。いくつもの関節をまたぐようについていて、背中、肩甲骨、肩の動きにかかわっています。

➡筋肉memo

腕を背中側へ引き下げる強力な筋肉なので、ここを鍛えると、水泳や球技などの腕を使うスポーツ全般で、パワフルな動きができます。また、電車が揺れてゴトンとなったときにつり革を強く引っぱる動きでも広背筋は働きます。

➡こんな人は要注意！

☐ 肩や背中に痛みやこりを感じる
☐ 大きくバンザイすると、わき腹がつっぱる

第2章 広背筋

こんなときに大活躍！

懸垂をする
上げた腕を骨盤の方向へ引くときに働く広背筋。鉄棒につかまり、からだをぐいっと持ち上げるときにもパワーを発揮します。

ボートをこぐ
ひじを背中の方向へ引く動きでも広背筋は働いています。白鳥ボートをこぐときは、オールを引くための大きな力となります。

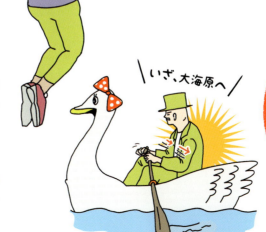

いざ、大海原へ

ときどき、バンザイするように背伸びして、リラックスさせてね

肩の動きをサポートする、小さな筋肉集団

肩 を動かす筋肉

ローテーターカフ
（肩甲下筋・棘下筋・小円筋・棘上筋）
（けんこうかきん・きょっかきん・しょうえんきん・きょくじょうきん）

ローテーターカフとは、4つの小さな筋肉のチーム名のようなもの。肩の奥で腕を回す、縁の下の力持ちたちです。

筋肉をイメージして動かしてみよう！

筋肉の形と場所をイメージしよう！

前面
停止
起始
肩甲骨
上腕骨

〈肩甲下筋〉
（けんこうかきん）
起始　肩甲骨の前面
停止　上腕骨の前面

〈肩甲下筋〉

作用1
腕を内側にひねる

作用2
腕を胸側に動かす

肩関節がグラグラしないように安定させる働きもあるよ！

こんなときに大活躍！

シャンプーをする
腕を上げ、肩を動かしながら指先でシャンプーを泡立てる動きは、これら4つの筋肉が協力して働いています。

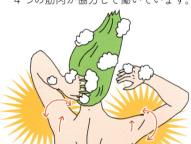

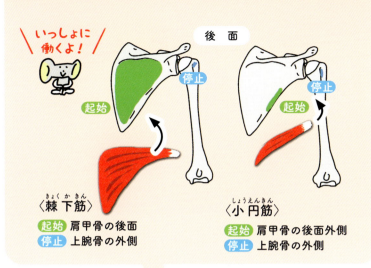

〈棘下筋〉
- 起始 肩甲骨の後面
- 停止 上腕骨の外側

〈小円筋〉
- 起始 肩甲骨の後面外側
- 停止 上腕骨の外側

筋肉memo

肩の奥で関節をいつも支えてくれる4つの筋肉は、硬くなりやすく、それが肩の痛みにつながることもあります。ちなみにバレリーナの腕が長く見えるのは、この筋肉たちを上手に使って肩甲骨と上腕骨が一直線につながるようにして動かしているからです。意識すれば、あなたの動作も美しくなるかも?

こんな人は要注意!
- □ 上着の袖に腕を通すときに肩が痛い
- □ 四十肩・五十肩
- □ 肩が硬くて大きくバンザイできない

第2章 ローテーターカフ

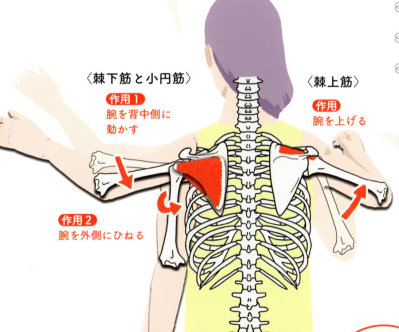

〈棘下筋と小円筋〉
- 作用1 腕を背中側に動かす
- 作用2 腕を外側にひねる

〈棘上筋〉
- 作用 腕を上げる

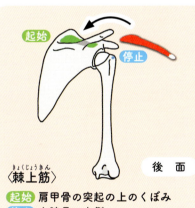

〈棘上筋〉
- 起始 肩甲骨の突起の上のくぼみ
- 停止 上腕骨の上側

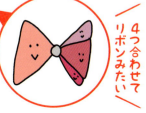

4つ合わせてリボンみたい

ケア方法は第3章 P.106へ!

肩甲骨（けんこうこつ）を動かす筋肉

背中に羽のようについている肩甲骨。腕を動かしたり首を曲げたりするなど、日常動作にかかわる重要な筋肉がついています。ひとつずつ見ていきます。

背中側からからだをのぞいてみましょう。肋骨（ろっこつ）の上にあり、平べったい三角形に突起が2つついているのが肩甲骨です。真っ平らではなく、肋骨の丸みに沿うようにわずかにカーブしています。

肩甲骨を見てみよう！

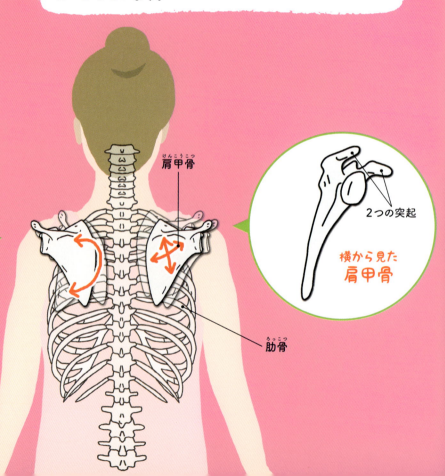

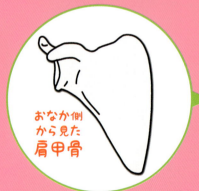

おなか側から見た肩甲骨

横から見た肩甲骨

2つの突起

肩甲骨

肋骨（ろっこつ）

肩甲骨と肋骨はほかの関節と違って、靭帯などで固まっておらず、筋肉でつながっています。このため肩甲骨は上下、左右、回旋など、肋骨の上をスライドするように動けます。

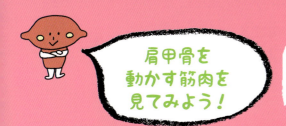

肩甲骨を動かす筋肉を見てみよう！

肩甲骨のまわりには、浅い部分についている僧帽筋と、深い部分についている肩甲挙筋、前鋸筋、菱形筋があります。

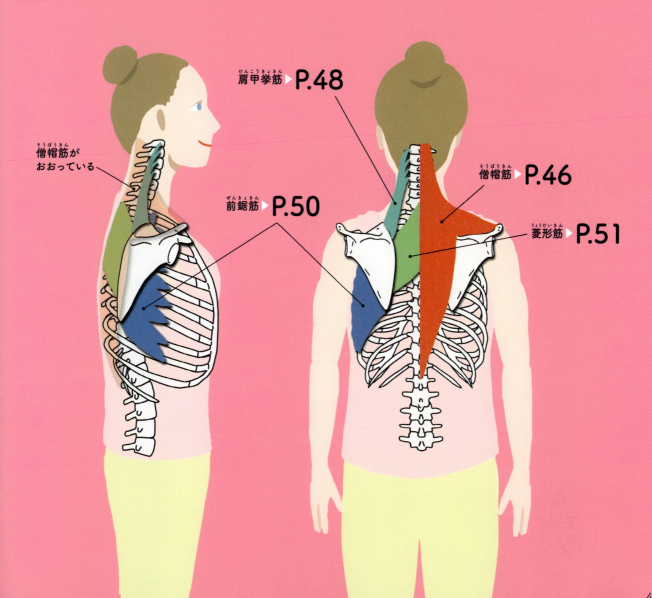

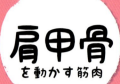
肩甲骨を動かす筋肉

だれもが悩む肩こり筋はココ！

僧帽筋（そうぼうきん）

首から背中をおおう広い筋肉で、肩こりを起こす筋肉として有名なのが、この僧帽筋です。名前の由来は、修道士のフードのような形から。日本語訳だと僧侶の帽子で、僧帽筋というわけです。

筋肉をイメージして動かしてみよう！

この筋肉は、どの部分が働くかでからだの動きが変わるよ

作用1 上部が働くと肩甲骨を上げる / グッ

作用2 中部が働くと肩甲骨を背骨に近づける / ギュッ

作用3 下部が働くと肩甲骨を下げる / スッ

筋肉の形と場所をイメージしよう！

後面

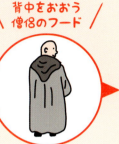

背中をおおう僧侶のフード

頭蓋骨（ずがいこつ）
頸椎（けいつい）
胸椎（きょうつい）
鎖骨（さこつ）
肩甲骨の突起

起始
停止

起始 頭蓋骨〜頸椎、胸椎の突起
停止 鎖骨〜肩甲骨の突起

頭の後ろと背骨（頸椎〜胸椎）から、鎖骨と肩甲骨までについています。

筋肉memo

肩をもんでもらうときに「こってますね〜」といわれるのは、たぶんこの僧帽筋でしょう。肩こりがひどい人は、硬く盛り上がっていることも！ 広い筋肉なので、肩や肩甲骨を大きく回してまんべんなくほぐしましょう。

こんな人は要注意！

☐ 肩や背中に痛みやこりを感じる
☐ 首が硬くて左右に倒せない、回らない
☐ いつも猫背になっている

第2章 僧帽筋

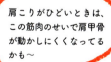

こんなときに大活躍！

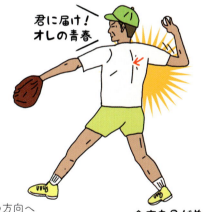

君に届け！オレの青春

ボールを投げる
ボールを投げるときなど、腕を背中の方向へ引くときに僧帽筋は活躍しています。

カーテンを開ける
カーテンを開けようとして腕を上げたり引いたりするなど、肩甲骨を背骨の方向へ寄せるときにも使われています。

今夜も星が美しい…
（まるで私のように…）

肩こりがひどいときは、この筋肉のせいで肩甲骨が動かしにくくなってるかも〜

ケア方法は第3章
P.108へ！

肩甲骨を動かす筋肉

スムーズに動けば見返り美人に！

肩甲挙筋（けんこうきょきん）

やれやれ……と肩をすくめたり、くるりと振り向いたりするときは、この首の細長い筋肉の出番。その名のとおり、肩甲骨を挙げるための筋肉で、僧帽筋（P.46）の奥についています。

> 筋肉をイメージして動かしてみよう！

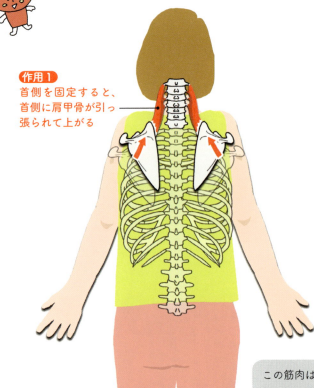

作用1
首側を固定すると、首側に肩甲骨が引っ張られて上がる

作用2
肩甲骨側を固定すると、肩甲骨側に首の骨が引っ張られて、顔を横に向ける

クルッ

> この筋肉は、首と肩甲骨のどちら側を固定させるかでからだの動きが変わるよ

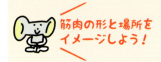

筋肉の形と場所をイメージしよう！

首と肩甲骨をつなぐすべり台

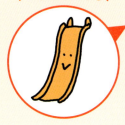

後面

頸椎　起始　停止　肩甲骨

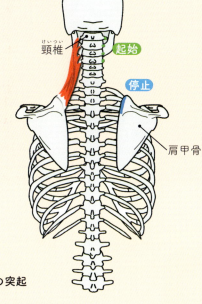

起始 第1〜4頸椎の側面の突起
停止 肩甲骨の上部

首の骨（頸椎）から、肩甲骨の上部までについています。首の真後ろではなく、側面の突起についています。

筋肉memo

寝違えて首が痛い！　というときによくトラブルを起こしている筋肉です。さわるとコリコリする筋肉で、マッサージされると気持ちよく、「そこです！」といいたくなる部分です。あごが前に突き出たような姿勢を長くとっていると、この筋肉に負担がかかり、こりや痛みにつながります。

こんな人は要注意！

☐ 首を横に向けると違和感がある
☐ 寝違えて首が痛い
☐ いつも猫背になっている
☐ いかり肩になっている

第2章　肩甲挙筋

こんなときに大活躍！

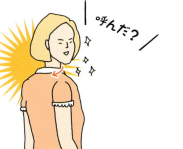

呼んだ？

振り返る
この筋肉がスムーズに動けば、急に声をかけられたときも、さわやかに振り向けます。

高いところに手を伸ばす
肩甲骨を首側へ引き上げると、腕を高く上げられます。ぐっと手を伸ばして本棚の本を取るときにも大活躍。

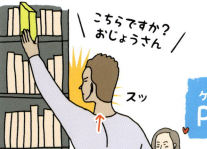

こちらですか？おじょうさん

スッ

この筋肉もよく肩こりの原因になるよ。気づいたときに肩甲骨を回してみよう

ケア方法は第3章
P.104へ！

肩甲骨を押し出すノコギリ筋

肩甲骨を動かす筋肉

覚えよう

前鋸筋（ぜんきょきん）

肩甲骨と腕を前にグイッと押し出すのが、この筋肉の役目。鋸（のこぎり）のようにギザギザした面白い形をしており、それが名前の由来にもなっています。おもに肩甲骨を前側へスライドさせます。

筋肉をイメージして動かしてみよう！

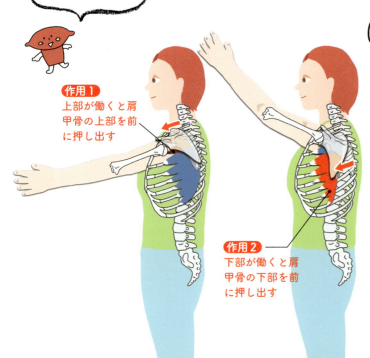

作用1 上部が働くと肩甲骨の上部を前に押し出す

作用2 下部が働くと肩甲骨の下部を前に押し出す

筋肉の形と場所をイメージしよう！

側面

起始 / 停止 — 肩甲骨

ノコギリが肋骨と肩甲骨の間にあるよ

肋骨

- **起始** 第1〜9肋骨の側面
- **停止** 肩甲骨の内側

肋骨から、肩甲骨の内側までについています。

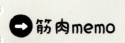 **筋肉memo**

ここが硬くなると肩甲骨が前方にスライドし、背中も丸まりやすくなるので、猫背の原因にもなります。ちなみに、バンザイするときは、菱形筋（P.51）もいっしょに働いています。

こんなときに大活躍！

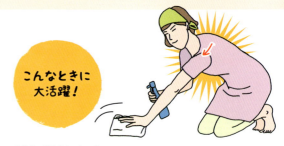

拭き掃除をする

腕を肩甲骨から前に押し出すときに使われる筋肉です。床や窓ガラス、テーブルを拭くときなど、腕を大きく動かすときに働きます。

背中の「ひしがた」が美姿勢をつくる！

肩甲骨を動かす筋肉

ペアで

菱形筋（りょうけいきん）

胸を開いて深呼吸。そのときに肩甲骨を背骨に引き寄せるのがこの筋肉です。名前のとおり菱形で、肩甲骨を後ろ側へスライドさせます。前鋸筋（P.50）と逆の動きなので、ペアで覚えるのがおすすめです。

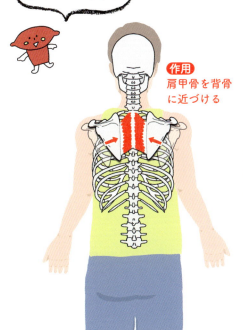

筋肉をイメージして動かしてみよう！

横から見てみよう！

作用：肩甲骨を背骨に近づける

筋肉の形と場所をイメージしよう！

逆さ初心者マークが背中のど真ん中に

後面

頸椎（けいつい）
起始
停止
胸椎（きょうつい）
肩甲骨

- 起始 第7頸椎〜第5胸椎
- 停止 肩甲骨の内側

背骨から、肩甲骨までについています。

第2章 前鋸筋・菱形筋

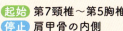

🔜 筋肉memo

体育の「気をつけ！」のときに使っているのがここ。くわしく見ていくと、小菱形筋と大菱形筋の2つに分かれています。反り腰の人は、この筋肉が緊張しすぎている可能性も！

こんなときに大活躍！

背筋（せすじ）をシャキッと伸ばす

肩甲骨を引き寄せ、背筋を伸ばしたかっこいい姿勢。こんなときに働いているのが菱形筋です。

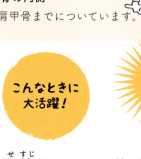
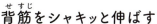

腕と手 を動かす筋肉

腕のまわりについている筋肉は、日々忙しく活躍してくれています。さわって確認しやすいので、ほかの部分より意識しやすいかもしれません。そんな身近な筋肉を、改めて見ていきましょう。

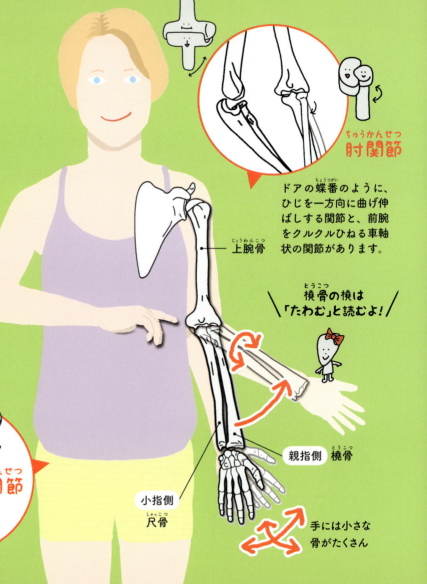

腕と手の骨と関節を見てみよう！

腕は3本の骨が組み合わさっていて、骨のつなぎ目の形がそれぞれ違います。手首から先の手は小さな骨がたくさんつながって、細かな動きができるようになっています。

ちゅうかんせつ 肘関節

ドアの蝶番のように、ひじを一方向に曲げ伸ばしする関節と、前腕をクルクルひねる車軸状の関節があります。

じょうわんこつ 上腕骨

橈骨の横は「たわむ」と読むよ！

親指側 とうこつ 橈骨

小指側 しゃっこつ 尺骨

しゅかんせつ 手関節

手首を前後左右に動かします。

手には小さな骨がたくさん

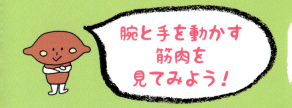

腕と手を動かす筋肉を見てみよう！

腕には、手のひら側につく上腕二頭筋、前腕屈筋群と、手の甲側につく上腕三頭筋、前腕伸筋群があります。

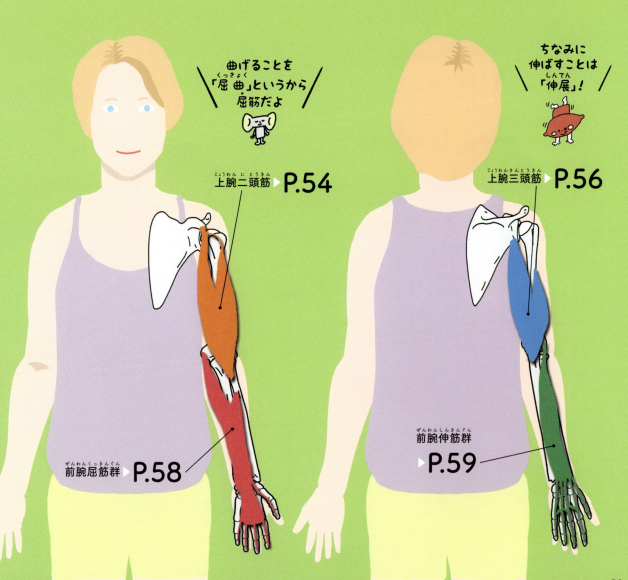

曲げることを「屈曲」というから屈筋だよ

上腕二頭筋（じょうわんにとうきん）▶P.54

前腕屈筋群（ぜんわんくっきんぐん）▶P.58

ちなみに伸ばすことは「伸展」！

上腕三頭筋（じょうわんさんとうきん）▶P.56

前腕伸筋群（ぜんわんしんきんぐん）▶P.59

腕と手を動かす筋肉

力仕事でたくましく活躍！力こぶ筋

上腕二頭筋（じょうわんにとうきん）

いわゆる「力こぶ」をつくる筋肉！　上腕にあり、ひじを曲げるときに働く筋肉で、力仕事で大活躍します。筋肉が2つに分かれているので、二頭筋と呼ばれます。

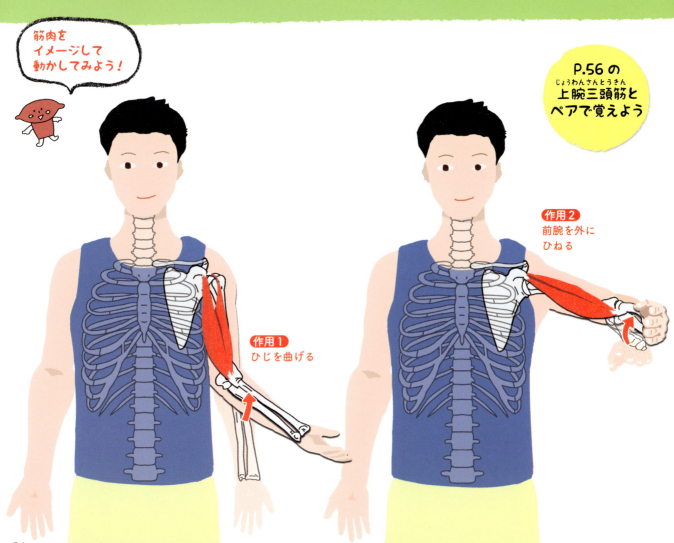

筋肉をイメージして動かしてみよう！

P.56の上腕三頭筋（じょうわんさんとうきん）とペアで覚えよう

作用1　ひじを曲げる

作用2　前腕を外にひねる

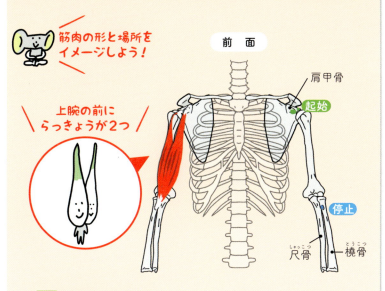

筋肉の形と場所をイメージしよう！

上腕の前にらっきょうが2つ

前面

肩甲骨
起始
停止
尺骨
橈骨

起始 肩甲骨の上部外側
停止 橈骨の前面内側

肩甲骨の外側から、前腕骨（橈骨）まで、肩関節と肘関節の2つの関節をまたぐようについています。

筋肉memo

ひじを曲げるときに肩甲骨を少し引きながらわきを締めると、この筋肉に力が入りやすくなります。このワザを使えば、重い荷物もラクに持てるかも!? ひじを何度も曲げ伸ばす、草むしりのような作業は、思った以上に筋肉にダメージを与えるので、休みながら行ってくださいね。

こんな人は要注意！

☐ ひじを曲げると痛い
☐ ひじを伸ばしにくい

第2章 上腕二頭筋

こんなときに大活躍！

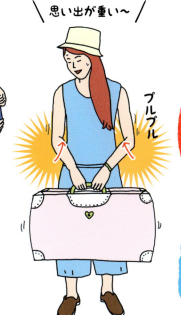

大きくなったね〜

思い出が重い〜

プルプル

子どもを抱きかかえる

ひじを曲げて重いものを抱きかかえるときは、この筋肉の出番です。ママの上腕二頭筋はいつも大忙し！

かばんを持つ

ひじを曲げてかばんをよいしょと持ち上げる、かばんを腕にかけて持つ、そんなときに働いています。旅行先での買いすぎには要注意！

重い荷物をよく持つ人は、腕だけでなく背中の筋肉も使うようにして、負担を分散させてね

ケア方法は第3章 P.110へ！

腕と手を動かす筋肉

プョプョ「二の腕」裏のひじ伸ばし筋

上腕三頭筋（じょうわんさんとうきん）

ひじを伸ばすのに活躍する筋肉です。上腕の裏側にあり、筋肉が途中から3つに分かれているのが、その名の由来です。

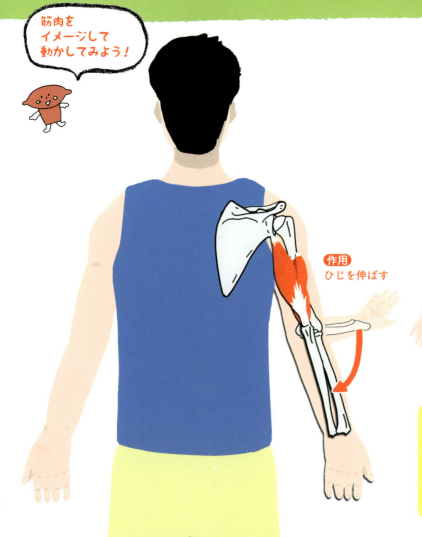

筋肉をイメージして動かしてみよう！

作用
ひじを伸ばす

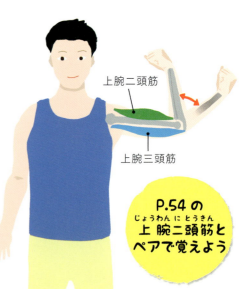

上腕二頭筋
上腕三頭筋

P.54 の上腕二頭筋（じょうわんにとうきん）とペアで覚えよう

ちょっと応用

上腕二頭筋と上腕三頭筋が交互に働くことで、ひじを曲げたり伸ばしたりできます。このように、からだのなかにはペアで働いている筋肉がたくさんあります。

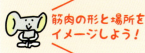

筋肉の形と場所をイメージしよう！

腕の裏にらっきょうが3つ

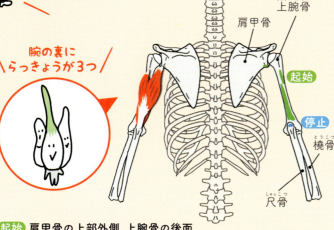

後面

上腕骨
肩甲骨
起始
停止
橈骨
尺骨

起始　肩甲骨の上部外側、上腕骨の後面
停止　尺骨（手の甲側のひじ近く）

肩甲骨と上腕骨から、前腕骨（尺骨）まで、肩関節と肘関節の2つの関節をまたぐようについています。

筋肉memo

ついたるみがちな二の腕のプヨプヨは、上腕三頭筋ではなく、この筋肉の上についている脂肪です。二足歩行になって腕で体重を支えることがなくなった人間は、この筋肉がたるみがち。引きしめるには、ひじを伸ばして負荷をかける運動が効果的です！

こんな人は要注意！

☐ ひじを伸ばすと痛い
☐ ひじを曲げにくい

第2章　上腕三頭筋

こんなときに大活躍！

せん切りエクササイズ

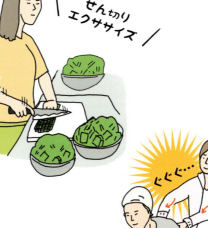

包丁で野菜を切る

ひじの小さな曲げ伸ばし作業でも、上腕三頭筋は大活躍。包丁で野菜を刻むときにひじを細かく動かせるのは、この筋肉のおかげです。

腕を伸ばして押す

ひじを伸ばすときに働くこの筋肉は、前屈をするパートナーの背中に手を当て、前方に押すときにも使われます。

毎日使う腕は気づかないうちにこっているから、しっかりケアしてね〜

ケア方法は第3章
P.112へ！

腕と手を動かす筋肉

現代人は、パソコン・スマホで酷使しがち

覚えよう

前腕屈筋群
（ぜんわんくっきんぐん）

画面に文字を打ち込んだり、マウスをクリックしたり。現代人特有の指の細かい動きは、前腕の手のひら側にある多くの筋肉が協力して支えています。

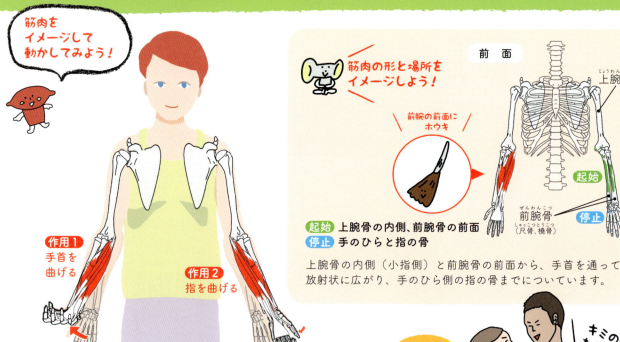

- 筋肉をイメージして動かしてみよう！
- 筋肉の形と場所をイメージしよう！
- 前腕の前面にホウキ
- 作用1 手首を曲げる
- 作用2 指を曲げる

起始 上腕骨の内側、前腕骨の前面
停止 手のひらと指の骨

上腕骨の内側（小指側）と前腕骨の前面から、手首を通って放射状に広がり、手のひら側の指の骨までについています。

筋肉memo
手をパーに広げにくい人は、指や手のひらの筋肉が硬くなっています。硬いなあと感じたら、しっかりケアしましょう。

ケア方法は第3章 **P.114へ！**

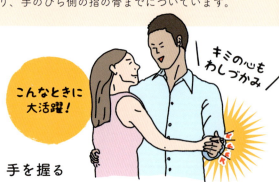

こんなときに大活躍！

手を握る
握手をしたり、ダンスなどでパートナーの手を握ったりするときにも働いています。この筋肉で相手の心もつかめちゃう！？

キミの心もわしづかみ！

ペアで

腕と手を動かす筋肉

しなやかに動く指先をサポート

前腕伸筋群（ぜんわんしんきんぐん）

前腕の手の甲側で、手首や指を伸ばす動きで働くのが、この筋肉群。前腕屈筋群（P.58）とは逆の動きなので、ペアで覚えるのがおすすめです。

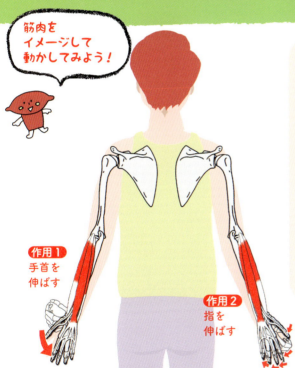

筋肉をイメージして動かしてみよう！

作用1　手首を伸ばす

作用2　指を伸ばす

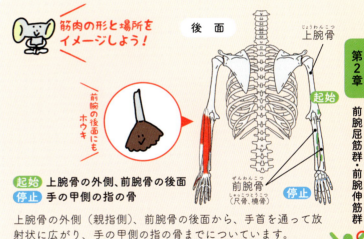

筋肉の形と場所をイメージしよう！

前腕の後面にもホウキ

後面

上腕骨（じょうわんこつ）
前腕骨（ぜんわんこつ）（尺骨、橈骨）

起始　上腕骨の外側、前腕骨の後面
停止　手の甲側の指の骨

上腕骨の外側（親指側）、前腕骨の後面から、手首を通って放射状に広がり、手の甲側の指の骨までについています。

第2章　前腕屈筋群・前腕伸筋群

> **筋肉memo**
> 指先だけ動かして手の甲がかたまった状態が続くと、手首の痛みにつながることも。手の動きには手の甲も重要なのです。

ケア方法は第3章 **P.114へ！**

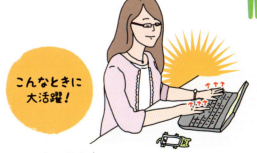

こんなときに大活躍！

キーボードを打つ

カタカタと指を細かく動かせるのは、この筋肉のおかげです。

おなかと骨盤を動かす筋肉

おなかにはたくさんの筋肉が重なり合い、背骨や骨盤の動きにかかわっています。まずは全体像をつかみ、それらの筋肉をひとつずつ見ていきましょう。

おなかと骨盤の骨と関節を見てみよう！

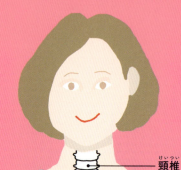

頸椎

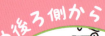

骨盤は、細かく見ていくと、腸骨、坐骨、恥骨、仙骨、尾骨からできています。

胸椎
肋骨
腰椎
骨盤

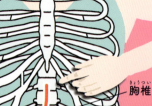

斜め後ろ側から見た骨盤

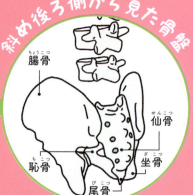

腸骨
仙骨
恥骨
坐骨
尾骨

おなかの前面に骨はありません。その奥にある背骨は上から頸椎・胸椎・腰椎の3部分に分かれており、腰椎は下腹部にある骨盤とつながっています。

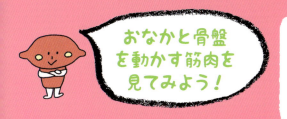

おなかと骨盤を動かす筋肉を見てみよう！

おなかには、浅い部分から順に外腹斜筋、内腹斜筋、腹直筋、腹横筋といった腹筋が下の❶～❹の順に重なり合ってついています。また、さらにその奥の腰椎の両サイドには、腰方形筋（❺）がついています。

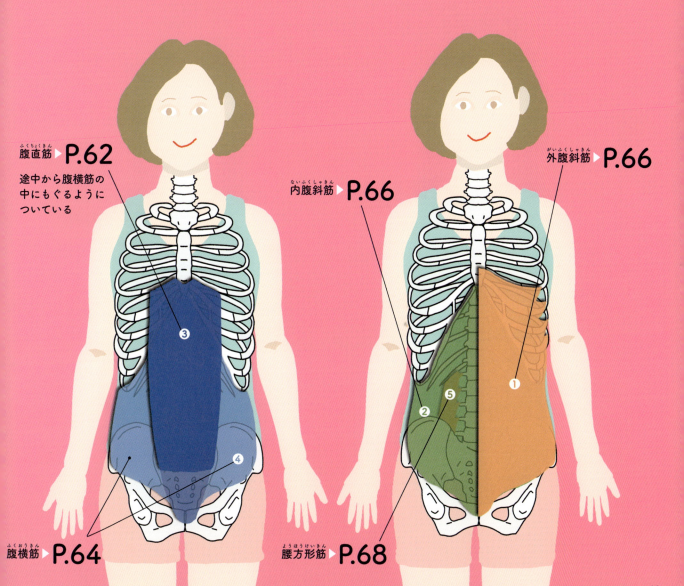

腹直筋 ▶ P.62
途中から腹横筋の中にもぐるようについている

外腹斜筋 ▶ P.66

内腹斜筋 ▶ P.66

腹横筋 ▶ P.64

腰方形筋 ▶ P.68

おなかと骨盤を動かす筋肉

くっきり割れたらかっこいい

腹直筋（ふくちょくきん）

おなかのちょうど真ん中で、アイスモナカのような割れた形をしているのが腹直筋。いわゆる「腹筋」と呼ばれる筋肉として有名です。おなかを縮めることで、腰を丸める動きにかかわっています。

筋肉をイメージして動かしてみよう！

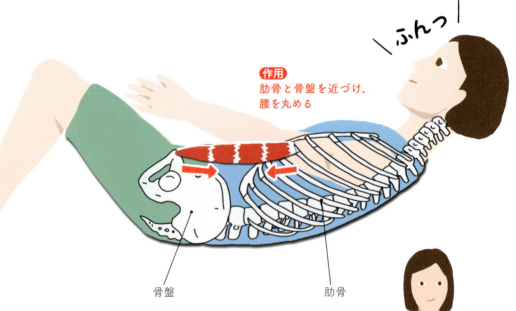

ふんっ

作用
肋骨と骨盤を近づけ、腰を丸める

骨盤　　肋骨

手をおなかに置いて、筋肉を触りながら動いてみよう！

さわってみよう！
筋肉は皮膚におおわれていて直接見ることはできませんが、からだの外側から形がはっきりわかる筋肉もあります。有名なのがこの腹直筋です。

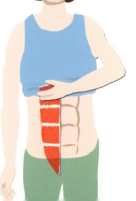

筋肉の形と場所を
イメージしよう！

前面

おなかの真ん中に
アイスモナカ

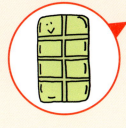

停止
肋骨

起始
恥骨

起始 骨盤の前面（恥骨）
停止 第5〜7肋骨

骨盤の前面から、肋骨の下部までについています。

筋肉memo

じつは、腹直筋を鍛えても、おなかはへこみません。ウエストを引きしめたいなら、鍛えるべきは、腹横筋（P.64）や腹斜筋（P.66）なのです。カッコいいおなかを手に入れるためには、腹直筋だけでなく、おなかのいろんな筋肉をトレーニングしてみましょう。

こんな人は要注意！

☐ 背伸びをするとおなかがつっぱる
☐ 前かがみの姿勢が多い

第2章 腹直筋

こんなときに
大活躍！

腹筋をする
腰を丸めるときに使われるこの筋肉は、だれもが知っている腹筋運動で活躍しています。

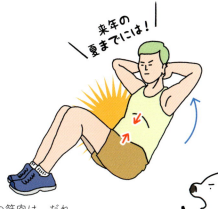

相撲をする
相撲など腰を丸めてふんばるときは、この筋肉に力を入れます。台車など重く大きなものを押すときにも働きます。

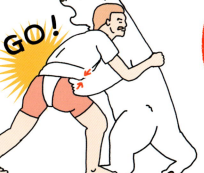

ここが硬くなると呼吸も浅くなりやすいんだ。前かがみが続いたら、背伸びしてゆるめておこう

63

おなかと骨盤を動かす筋肉

腰を安定させる おなかのコルセット

腹横筋（ふくおうきん）

おなかを横からキュッとへこませる、コルセットのような働きをするのが、この筋肉。何層にも重なるおなかの筋肉のなかでも、いちばん奥深くにあり、呼吸や姿勢の安定にもかかわっています。

筋肉をイメージして動かしてみよう！

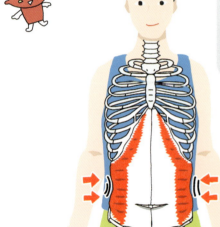

この筋肉は、筋肉の線維が横方向についているよ！ だから、おなかを丸める縦の動きではなく、おなかを周囲からしめるように働くんだ

作用
おなかをへこませる

横から見てみよう！

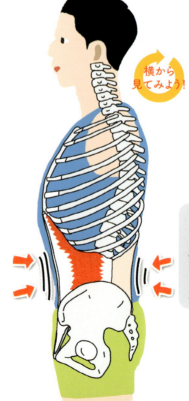

おなかをへこませて大きく息を吐くときにも使われる筋肉。おなかを引きしめて、腰を安定させる働きもあるよ

筋肉の形と場所をイメージしよう！

前面／側面

肋骨、起始、白線、停止、骨盤、筋膜

おなかの奥にはいつもコルセット

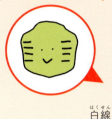

起始 肋骨、骨盤、背中側の筋膜
停止 おなかの真ん中の白線

肋骨、骨盤、背中側の筋膜※から、おなかを横から包むようにつながり、腹直筋の真ん中にある縦のライン（白線）までについています。
　※筋膜とは筋肉、骨、内臓などを包む膜のこと。

筋肉memo

腹横筋が弱まってうまく使えていないと、姿勢も悪くなり、腰痛などの不調を引き起こす危険もあります。ふだんから腹横筋を意識して使ってよい姿勢を心がけましょう。ちなみに、腰痛のときに市販のコルセットをすると楽になりますが、あまり頼りすぎると、腹横筋が弱まってしまうので気をつけて。

こんな人は要注意！

- □ 姿勢が悪い
- □ ふだんおなかに力を入れていない

第2章　腹横筋

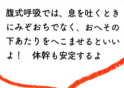

腹式呼吸では、息を吐くときにみぞおちでなく、おへその下あたりをへこませるといいよ！ 体幹も安定するよ

こんなときに大活躍！

きついズボンをはく
おなかをへこませるときに使われる腹横筋。ウエストの細いズボンをなんとかしてはきたいときに使ってみましょう。

ほらがいを吹く
ほらがいを吹いていい音を鳴らすなど、おなかから大きく息を吐くときには、この筋肉が必要です。くしゃみやせきをするときにも大活躍！

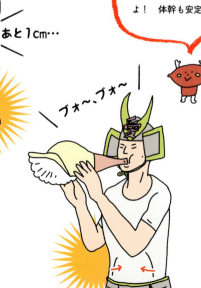

あと1cm…　ブォ〜、ブォ〜

引きしまったウエストはこの筋肉がつくる

おなかと骨盤を動かす筋肉

腹斜筋（ふくしゃきん）
（外腹斜筋・内腹斜筋）
（がいふくしゃきん・ないふくしゃきん）

腰をひねるには、このウエストの2つの筋肉におまかせ！ 外腹斜筋の内側に内腹斜筋が重なりあってついています。ただ、それぞれ筋肉の走行（動く方向）が違い、斜めに交差しています。

筋肉をイメージして動かしてみよう！

作用1

〈外腹斜筋〉
肋骨を前に出しながらおなかをへこませ、腰を丸める

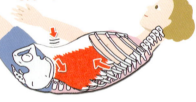

〈内腹斜筋〉
肋骨を下げながらおなかをへこませ、腰を丸める

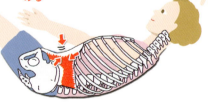

作用2
片方だけ働くと、体を横に曲げる

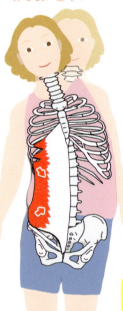

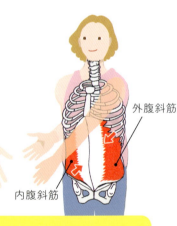

外腹斜筋
内腹斜筋

腹斜筋のさらに内側に腹横筋（P.64）があるよ！

ちょっと応用

筋肉は本来、いろいろな筋肉が組み合わさることで複雑な動きが可能になります。正面から見て右の外腹斜筋が肋骨を前に出し、左の内腹斜筋が骨盤を引き上げることで、からだを左にひねる動きになります。

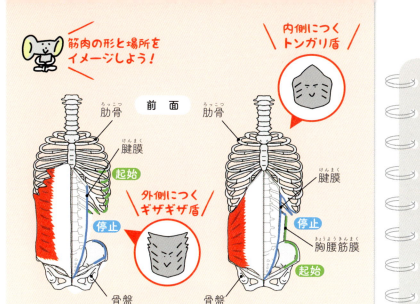

筋肉の形と場所をイメージしよう！

内側につく トンガリ盾

前面

肋骨／腱膜／起始／外側につくギザギザ盾／停止／骨盤

肋骨／腱膜／停止／胸腰筋膜／起始／骨盤

〈外腹斜筋〉
起始 第5〜12肋骨の外側
停止 骨盤、腹直筋を包む腱膜

〈内腹斜筋〉
起始 骨盤、胸腰筋膜
停止 第10〜12肋骨の下側、腹直筋を包む腱膜

外腹斜筋は肋骨から骨盤まで、その内側の内腹斜筋は骨盤から肋骨まで、筋線維がクロスするように斜めについています。

筋肉memo

骨盤を動かす重要な筋肉で、使わないと腰の動きが悪くなるので注意が必要です。歩くときにこの筋肉を意識すると、おなかから脚を伸ばす感覚になり、脚が長く見えます。モデルになったつもりでお試しを！

こんな人は要注意！

☐ 腰に痛みやこりを感じる
☐ 腰を伸ばしにくい、または曲げにくい
☐ いつも猫背になっている

第2章 腹斜筋

こんなときに大活躍！

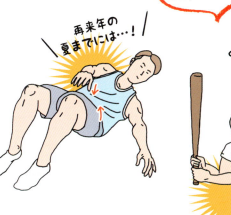

ここが硬くなると腰痛になることも。同じ姿勢が長く続いたら、腰を左右にひねってゆるめておこう

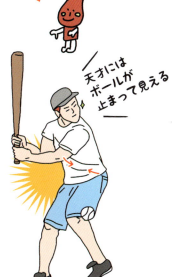

体幹をひねる腹筋をする
からだを斜めにひねりながら行う腹筋は、ウエストを引きしめるのに最適です。

バットやラケットを振る
体幹をひねるスポーツをするときに、この筋肉はとても重要。野球やゴルフ、テニスなどのスイングに大きくかかわっています。

おなかと骨盤を動かす筋肉

いい姿勢を保つ立て役者！

腰方形筋
ようほうけいきん

あまり知られていませんが、からだの土台を支える重要筋の1つがこちら。背骨と骨盤をしっかりと安定させながら、腰を横に倒したりまっすぐにしたりと働きます。腰の両側にある細長い長方形の筋肉です。

筋肉をイメージして動かしてみよう！

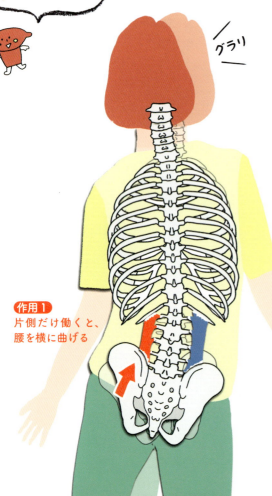

グラリ

作用1
片側だけ働くと、腰を横に曲げる

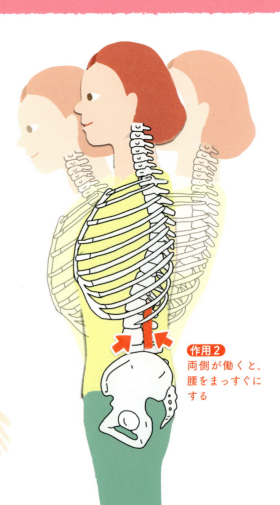

作用2
両側が働くと、腰をまっすぐにする

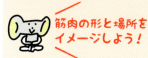

筋肉の形と場所をイメージしよう！

後面

骨盤にトサカがついてるよ

肋骨
腰椎
停止
骨盤
起始

起始 骨盤の上部
停止 第12肋骨、腰椎の横の突起

骨盤から、肋骨と背骨（腰椎）の横の突起についています。

➡ 筋肉memo

腰を動かし、姿勢を安定させる筋肉で、腹斜筋（P.66）と協力しながら、骨盤の動きをコントロールしています。腰痛を引き起こす原因となる筋肉の1つで、悪い姿勢が続くと、この部分に張りや痛みが出やすくなります。

➡ こんな人は要注意！

☐ 腰に痛みやこりを感じる
☐ 腰が伸びない、丸まらない
☐ いつも猫背になっている

第2章 腰方形筋

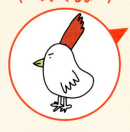

こんなときに大活躍！

L.O.　V.E.！

ダンスで腰をフリフリ

チアダンスなどでからだを曲げたり、腰を振ったりするときに活躍！ 片足立ちのときも働き、腰を引き上げてバランスをとってくれます。

腰を立てて座る

あぐらや正座、イスに座ったときなど、腰をまっすぐにしたい姿勢を保つときにも活躍してくれます。

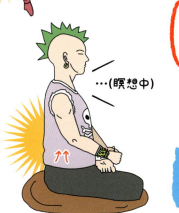

…(瞑想中)

腰痛の人は、この筋肉がこっていることが多いんだ！

ケア方法は第3章
P.116へ！

股関節を動かす筋肉

股関節はからだの中でもっとも大きな関節です。胴体と脚をつなぐという重大な役目があり、二足歩行の人間にとって大切な筋肉がたくさんあります。そのなかでも、とくに覚えておきたい筋肉を紹介していきましょう。

股関節を見てみよう！

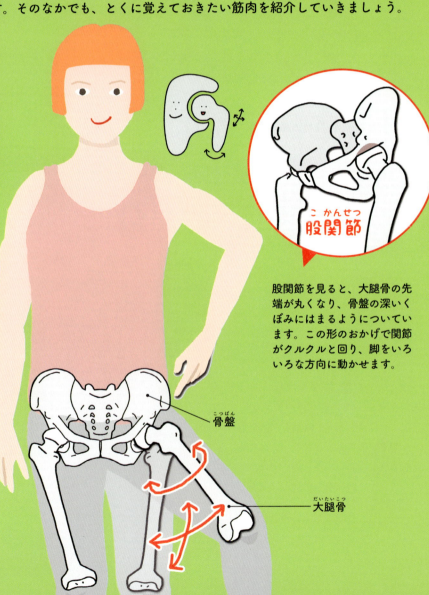

股関節

股関節を見ると、大腿骨の先端が丸くなり、骨盤の深いくぼみにはまるようについています。この形のおかげで関節がクルクルと回り、脚をいろいろな方向に動かせます。

骨盤

大腿骨

脚の付け根をのぞいてみると、骨盤と大腿骨があります。このつなぎ目の部分が股関節です。

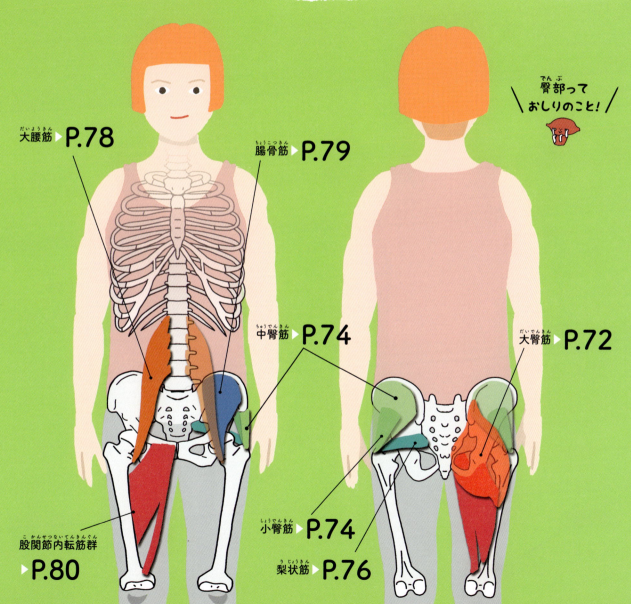

ランナーの走りはココが重要

股関節を動かす筋肉

大臀筋（だいでんきん）

歩く！走る！ジャンプ！そんな脚を大きく動かす原動力が、じつはこのおしりの筋肉。スポーツではとくに力強く働いています。おしりのいちばん浅い部分で、股関節をおおって脚の骨についており、おしりの丸みを形づくっています。

筋肉をイメージして動かしてみよう！

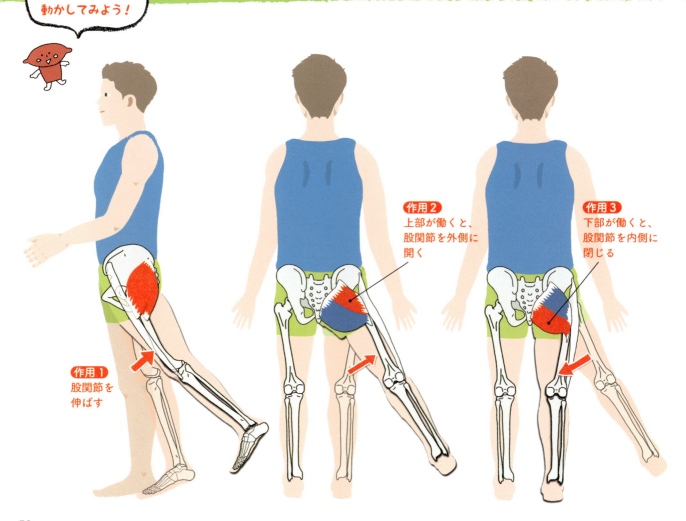

作用1 股関節を伸ばす

作用2 上部が働くと、股関節を外側に開く

作用3 下部が働くと、股関節を内側に閉じる

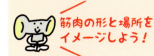

筋肉の形と場所をイメージしよう！

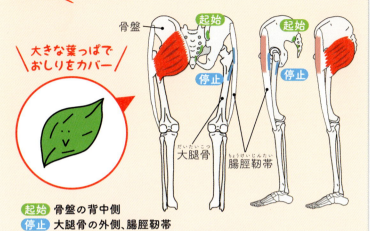

大きな葉っぱでおしりをカバー

起始 骨盤の背中側
停止 大腿骨の外側、腸脛靭帯

骨盤から、大腿骨と腸脛靭帯まで、股関節を包み込むようについています。

筋肉memo

ふだん小股でちょこちょこ歩いている人はぜひ、大臀筋に意識を向け、大股で歩いてみてください。このとき、上半身は肩甲骨から腕を振ってみましょう。そうすれば、からだ全体を使った元気いっぱいな歩き方になります。大臀筋をしっかり使って歩くと、ヒップアップ効果も期待できますよ。

こんな人は要注意！

☐ 腰やおしりに痛みやこりを感じる
☐ 股関節が硬くて、大きく回せない
☐ 大股で歩けない

第2章 大臀筋

こんなときに大活躍！

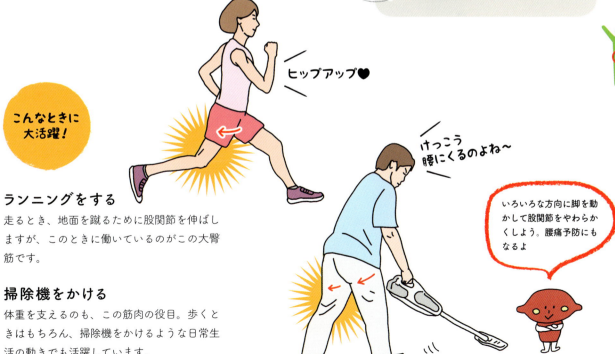

ランニングをする
走るとき、地面を蹴るために股関節を伸ばしますが、このときに働いているのがこの大臀筋です。

掃除機をかける
体重を支えるのも、この筋肉の役目。歩くときはもちろん、掃除機をかけるような日常生活の動きでも活躍しています。

いろいろな方向に脚を動かして股関節をやわらかくしよう。腰痛予防にもなるよ

股関節を動かす筋肉

片足立ちがぐらついたら、弱っている証拠

中臀筋・小臀筋
（ちゅうでんきん・しょうでんきん）

脚を外に開くとき、奥で働いてくれるのが、このおしりの2つの筋肉。大臀筋（P.72）より小さいので、中臀筋、小臀筋といいます。中臀筋の奥に小臀筋が重なってついており、どちらも似た働きをします。

筋肉をイメージして動かしてみよう！

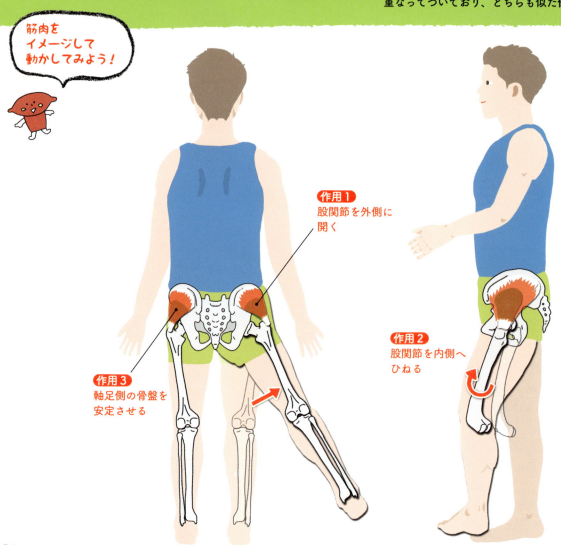

作用1 股関節を外側に開く

作用2 股関節を内側へひねる

作用3 軸足側の骨盤を安定させる

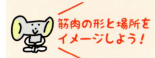
筋肉の形と場所をイメージしよう！

側面

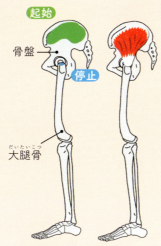
骨盤
起始
停止
大腿骨

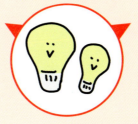
おしりの奥に中小の電球

側面

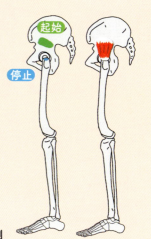
起始
停止

〈中臀筋〉
- 起始　骨盤の外側
- 停止　大腿骨の外側

〈小臀筋〉
- 起始　骨盤の外側
- 停止　大腿骨の外側

中臀筋も小臀筋も、骨盤から大腿骨まで、股関節を外側からおおうようについています。

こんなときに大活躍！

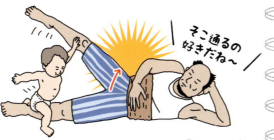
そこ通るの好きだね〜

脚を開くエクササイズ
股関節を外側に開くときに使われています。床に横向きになり、脚を上げるエクササイズをすると、この筋肉を鍛えることができます。

サイドステップをする
エアロビクスやダンスなどで、股関節を開き、横にすばやく動くサイドステップをするときも、この２つの筋肉が使われています。

エクササイズ♪

筋肉memo
どちらの筋肉も立ったり歩いたりするときに働き、そのとき骨盤がグラつかないよう安定させています。だから、歩くときにからだが左右に揺れる人は、ここが弱っている可能性が。歩くとすぐ疲れる人、転びやすくなった人も、ふだんの生活でこの筋肉を意識して使い、鍛えましょう！

第2章　中臀筋・小臀筋

たくさん歩いた後は、股関節をグルグル回してほぐそう〜

股関節を動かす筋肉

洋梨のような形で おしりと脚をつなぐ

梨状筋（りじょうきん）

小さいけれど、すごく大切！ おしりの奥深くで、脚と骨盤をつないで、股関節を安定させてくれています。名前の由来は、細長〜いその形が洋梨のように見えたことからだといわれています。

筋肉をイメージして動かしてみよう！

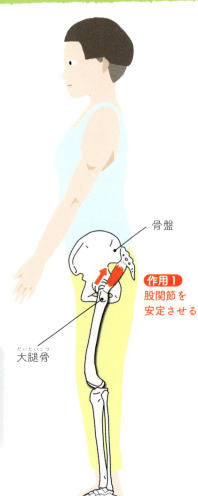

骨盤

作用1
股関節を安定させる

大腿骨（だいたいこつ）

作用2
股関節を外側にひねる

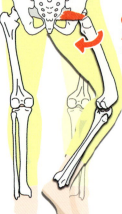

ついているのは小臀筋のさらに奥！ 大腿骨を骨盤側に引きつけてグラグラしないようにしているよ

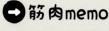

筋肉の形と場所を
イメージしよう！

後面

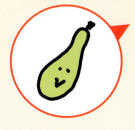

細長い洋梨が
おしりの奥についてるよ！

骨盤 仙骨 起始 停止 大腿骨

起始 骨盤（仙骨）の前面
停止 大腿骨の外側

骨盤の前面から、大腿骨の外側まで、股関節をまたぐようについています。

→ 筋肉memo

座りっぱなしの姿勢が続き、梨状筋に負担がかかると、おしりや太ももの裏側に痛みが出ることがあります。これは、梨状筋が硬くなると、この筋肉のすぐそばを通る坐骨神経が圧迫されるからともいわれています。すると、おしりや脚に痛みやしびれが広がってしまうことも。これが坐骨神経痛といわれる症状です。

→ こんな人は要注意！

☐ 立っているのがつらい
☐ 腰に痛みがある
☐ おしりや太ももの裏側が痛む

第2章　梨状筋

こんなときに大活躍！

かっこよくポーズをとる
股関節を外側にひねるときに働く梨状筋。モデルのように、脚をひねって立つポーズをとるときにも使われます。ぜひお試しあれ。

ふんばって立つ
梨状筋は足をふんばって立つときにも使われています。重いものを持ってぐらつかないようにするとき、この筋肉は欠かせません。

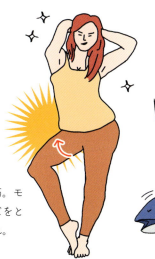

逃がしゃしないよ！

おしりや腰、脚にこりや痛みを感じる人は、ここをケアしてみよう！

ケア方法は第3章
P.118へ！

股関節を動かす筋肉

あらゆるスポーツで役立つ万能選手

大腰筋（だいようきん）

とくに100m走など瞬発系のスポーツで大活躍！ 太く力強い筋肉です。腰の深い部分で、背骨から脚までをビヨーンとひげのようについていて、脚や腰を前に曲げるのに働きます。

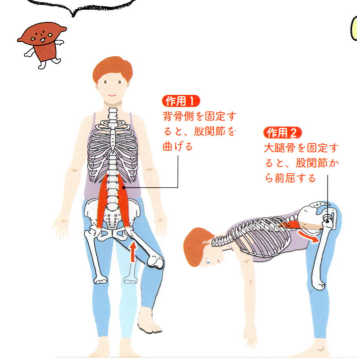

筋肉をイメージして動かしてみよう！

作用1 背骨側を固定すると、股関節を曲げる

作用2 大腿骨を固定すると、股関節から前屈する

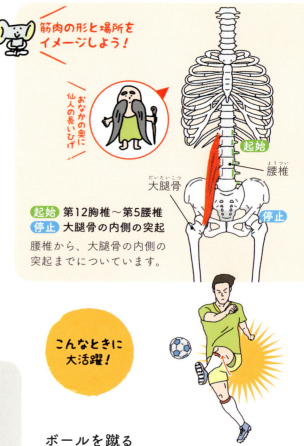

筋肉の形と場所をイメージしよう！

おなかの奥に仙人の長いひげ

起始：第12胸椎〜第5腰椎
停止：大腿骨の内側の突起

腰椎から、大腿骨の内側の突起までについています。

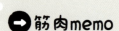

筋肉memo
いつも足を引きずるように歩いている人や階段を登るのが苦手な人は、この筋肉を意識して足を動かして。足の運びがスムーズになり、階段もスイスイのぼれるようになりますよ。

こんなときに大活躍！

ボールを蹴る
股関節を曲げるときに働く大腰筋。サッカーで力強くボールを蹴るためには、この筋肉が必要です。

骨盤の奥で股関節の動きをサポート

股関節を動かす筋肉

腸骨筋（ちょうこつきん）

あぐらをかくような、股関節をひねりながら曲げる動きで、脚を引きつけてくれます。骨盤の一部である腸骨という骨についているので、腸骨筋と呼ばれます。

筋肉をイメージして動かしてみよう！

筋肉の形と場所をイメージしよう！

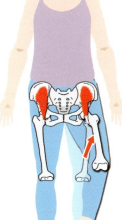

作用
股関節を外側にひねりながら曲げる

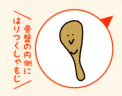
骨盤の内側にはりつくしゃもじ

起始 骨盤の内側（腸骨）
停止 大腿骨の内側の突起

骨盤の内側から、大腿骨の内側の突起までについています。

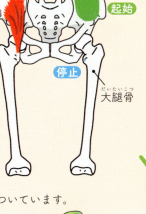
骨盤／腸骨／起始／停止／大腿骨（だいたいこつ）

第2章 大腰筋・腸骨筋

→筋肉memo

腸骨筋は大腰筋と似た場所についているので、セットで「腸腰筋（ちょうようきん）」と呼ばれることもあります。しかし正確には「停止」は同じ位置でも「起始」が違うため、筋肉の作用も違います。

こんなときに大活躍！

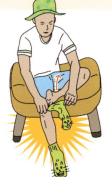

足を組む
股関節を外側にひねるときは、この筋肉が働いています。イスに座って靴下をはくなど、足を組む動きにかかわっています。

79

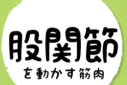
股関節を動かす筋肉

開いた脚をキュッと閉じる！

股関節内転筋群
（こかんせつないてんきんぐん）

太ももの内側、いわゆる「内もも」にある筋肉群。脚を閉じたり、股関節の曲げ伸ばしを助けたりしています。

筋肉をイメージして動かしてみよう！

この筋肉は、どの部分が働くかで、からだの動きが変わるよ

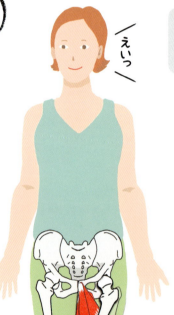

えいっ

作用1
股関節を内側に曲げて脚を閉じる

作用2
前側が働くと股関節を前へ曲げて脚を出す

作用3
後ろ側が働くと股関節を伸ばして脚を引く

股関節を内側に曲げることを内転というから、内転筋群！

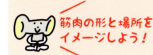

筋肉の形と場所をイメージしよう！

前面

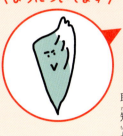

太ももの内側に波のようについてます

- 骨盤
- 恥骨
- 大腿骨
- 恥骨筋（ちこつきん）
- 短内転筋（たんないてんきん）
- 長内転筋（ちょうないてんきん）
- 大内転筋（だいないてんきん）

起始 骨盤の真ん中（恥骨）
停止 大腿骨の後面

骨盤の真ん中から、大腿骨の後面まで、股関節をまたぐようについています。

→ 筋肉memo

小股でちょこちょこ歩いたり、内股で歩いたりするのがクセの人は、気づかないうちにこの筋肉が硬くなっているかもしれません。運動不足の人も要注意です。この筋肉が硬くなると腰も丸くなりやすく、姿勢にも大きく影響してきます。

→ こんな人は要注意！

☐ 股関節に痛みやこりを感じる
☐ 股関節が硬くて曲がりにくい
☐ あぐらがかけない

第2章 股関節内転筋群

こんなときに大活躍！

トイレを我慢する

左右の太ももを近づけて、内股にするのがこの筋肉。トイレを我慢するとき、知らず知らず使っているかも？ 電車の座席でひざを閉じて座るときにも使われます。

ツイストを踊る

ツイストのような内ももをすり合わせるようにくねくねする動きでも、この筋肉は活躍します。しっかり使えば、太ももが引きしまるかも？

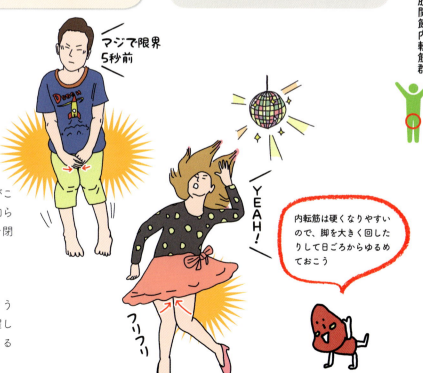

マジで限界5秒前

YEAH!

内転筋は硬くなりやすいので、脚を大きく回したりして日ごろからゆるめておこう

81

脚と足首を動かす筋肉

なにげなく一歩踏み出したときでも、脚や足首についているさまざまな筋肉や、膝関節、足関節が働いています。日常生活で、スムーズに歩いたり走ったりするときに欠かせない筋肉を覚えていきましょう。

脚と足首の骨と関節を見てみよう！

外側から見た しつかんせつ 膝関節

ドアの蝶番（ちょうつがい）のように、ひざを一方向に曲げ伸ばします。

そくかんせつ 足関節

足を反らしたり伸ばしたり、横方向に曲げたりします。

足には小さな骨がたくさん。

「脛」は「すね」と読むよ！
「腓」はふくらはぎのこと

太ももに大腿骨（だいたいこつ）、すねに脛骨（けいこつ）と腓骨（ひこつ）があり、足首より先の足は小さな骨がたくさん集まっています。

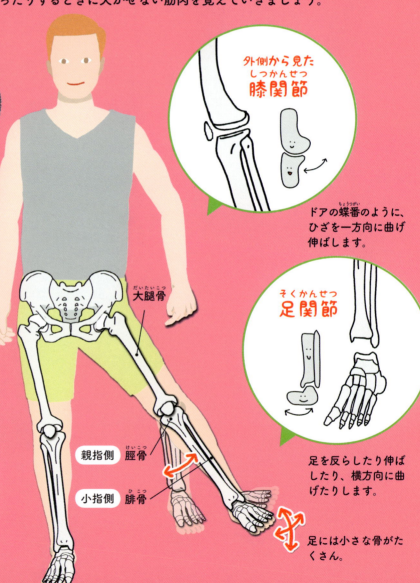

大腿骨（だいたいこつ）
親指側　脛骨（けいこつ）
小指側　腓骨（ひこつ）

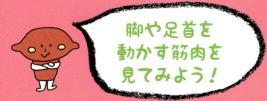

脚や足首を動かす筋肉を見てみよう！

脚の前面には上から大腿四頭筋、下腿前面の筋肉群がついており、後面にはハムストリング、下腿三頭筋、下腿後面の筋肉群がついています。

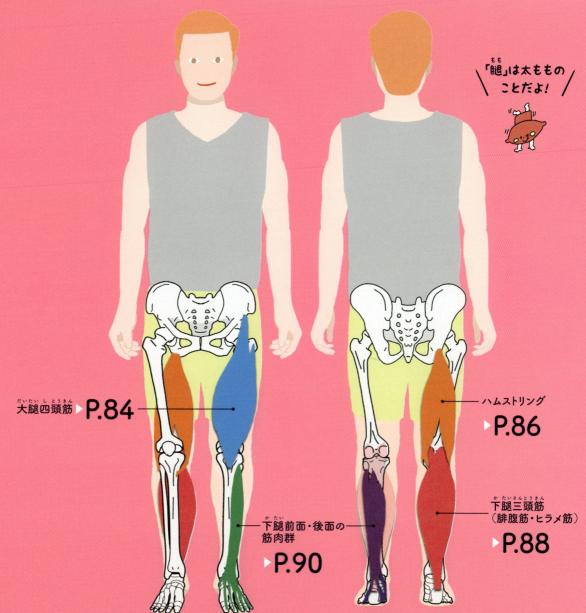

「腿」は太もものことだよ！

大腿四頭筋（だいたいしとうきん）▶ P.84

下腿前面・後面の筋肉群（かたい）▶ P.90

ハムストリング ▶ P.86

下腿三頭筋（かたいさんとうきん）（腓腹筋・ヒラメ筋）▶ P.88

脚と足首を動かす筋肉

脚を動かす4つの大きな原動力

大腿四頭筋
（だいたいしとうきん）

いわゆる「もも（腿）」の筋肉で、じつは4つの長い筋肉が合わさってできています。脚を引きつけて股関節を曲げますが、おもな働きはひざを伸ばすことです。

筋肉をイメージして動かしてみよう！

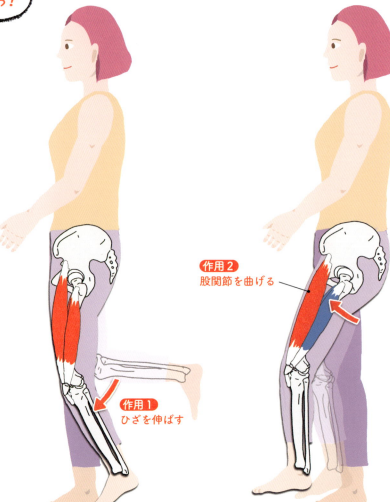

作用2
股関節を曲げる

作用1
ひざを伸ばす

P.86の
ハムストリングと
ペアで覚えよう

4つの筋肉のうち1つだけ骨盤についているから、股関節を曲げられるの！

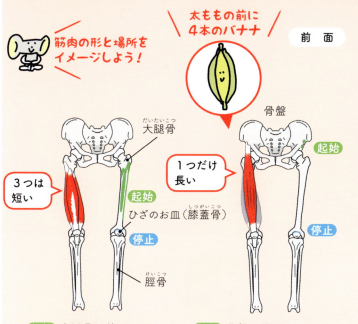

こんなときに大活躍!

自転車をこぐ
ひざを伸ばすときに力を発揮する筋肉。自転車のペダルを踏み込むなど、ひざを伸ばす動きで力強く働きます。

段差をのぼる
段差で上の段にのぼるときに活躍します。階段がつらい人はこの筋肉が弱っているかも？よいしょ、と立ち上がるときにも使われています。

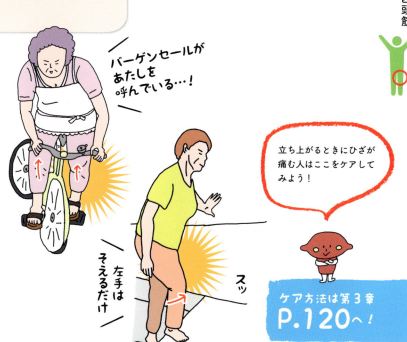

第2章 大腿四頭筋

脚と足首を動かす筋肉

太ももの裏側で働く ひざ曲げ筋

ハムストリング

歩きや走りで脚を曲げているのは、力強い、この4つの長い筋肉たちです。名前の「ハム」は食材のハム、「ストリング」はハムをつり下げるひもに由来します。

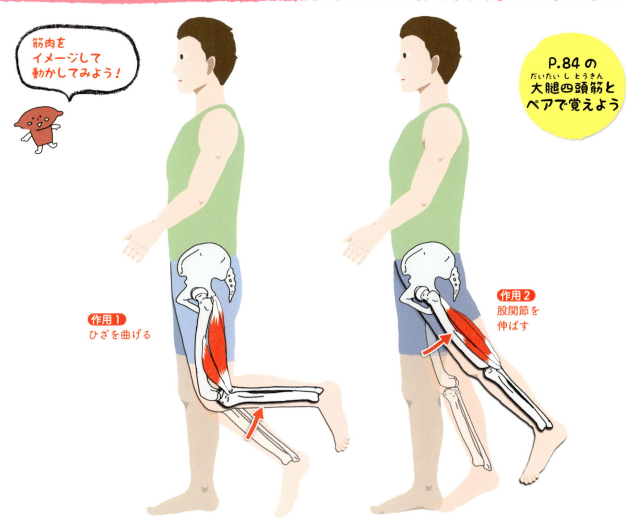

筋肉をイメージして動かしてみよう！

P.84の大腿四頭筋（だいたいしとうきん）とペアで覚えよう

作用1 ひざを曲げる

作用2 股関節を伸ばす

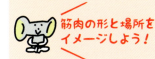

筋肉の形と場所をイメージしよう！

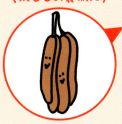

4つのハムは太ももの裏側に

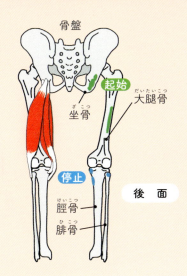

骨盤　起始　大腿骨　坐骨　停止　脛骨　腓骨　後面

起始 坐骨、大腿骨の後面
停止 脛骨と腓骨の上端

3つの筋肉は、骨盤（坐骨）から、脛骨と腓骨までにつき、残りの1つの短い筋肉は大腿骨の後面から、腓骨までについています。

→ 筋肉memo

ハムストリングと大腿四頭筋（P.84）は反対の働きがあるペアの筋肉。ハムストリングが縮むときは、大腿四頭筋がゆるんで、ひざが曲がります。運動不足の人はここが硬くなりがちで、急に運動すると肉離れを起こす危険もあるのでご注意を！

→ こんな人は要注意！

☐ 太ももの裏側やひざに痛みや硬さを感じる
☐ 正座ができない
☐ 太ももの裏側が硬くて前屈ができない

第2章　ハムストリング

こんなときに大活躍！

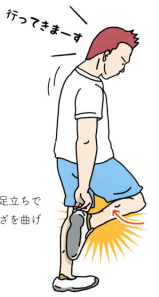

行ってきまーす

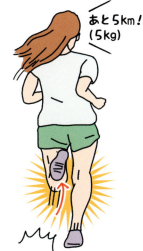

あと5km！（5kg）

靴のかかとを直す
ひざを曲げるときに使う筋肉で、片足立ちで靴をはいたり、ボールを蹴る前にひざを曲げたりするときに働きます。

マラソンを走る
走るときにひざを曲げる動きでも、この筋肉が働いています。地面を蹴り、すばやくひざを曲げながら、軽快に走りましょう。

ひざを伸ばしたまま床に手が届くかな？　前屈が苦手な人は、ここをストレッチしよう！

> 脚と足首を動かす筋肉

引きしまったふくらはぎをつくる！

下腿三頭筋（かたいさんとうきん）
（腓腹筋・ヒラメ筋）

足首を伸ばすのに大活躍！ 太もも（腿）の下、いわゆる「ふくらはぎ」の筋肉たちです。筋肉の頭が２つに分かれた腓腹筋と、ヒラメ筋をまとめて、こう呼ばれます。

筋肉をイメージして動かしてみよう！

「腓」は「こむら」とも読むので、ふくらはぎがつることを「こむら返り」というんだよ

つま先立ち！

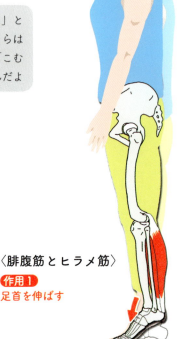

〈腓腹筋とヒラメ筋〉
作用1 足首を伸ばす

腓腹筋は膝関節をまたいでついてるから、ひざを曲げられるのよ

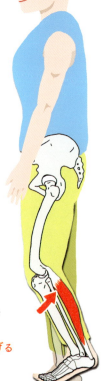

〈腓腹筋〉
作用2 ひざを曲げる

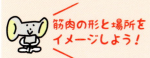

筋肉の形と場所をイメージしよう！

後面

ふくらはぎにヒラメがピタッ

ヒラメ筋をおおう細長ハート形

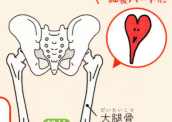

2つに分かれる

起始
大腿骨(だいたいこつ)

起始
腓骨(ひこつ)
脛骨(けいこつ)

停止
かかとの骨(踵骨)(しょうこつ)

〈腓腹筋〉
起始 大腿骨の後面下端
停止 かかとの骨

大腿骨から、かかとの骨まで、膝関節と足関節をまたぐようについています。

〈ヒラメ筋〉
起始 脛骨と腓骨の後面上部
停止 かかとの骨

脛骨と腓骨から、かかとの骨まで、足関節をまたぐようについています。

筋肉memo

もし、和式トイレでしゃがむのがつらくなっていたら、これらの筋肉が硬くなっているかもしれません。硬いと肉離れを起こしやすく、ジャンプして着地するときアキレス腱を切るおそれもあるので、注意しましょう。脚を使うスポーツでも重要な筋肉のひとつです。

こんな人は要注意！

☐ ふくらはぎや足首に痛みやこりを感じる
☐ 足首が硬い

第2章 下腿三頭筋

こんなときに大活躍！

行列に並ぶ

体重を支えるときに使われているのがヒラメ筋。長い行列に並ぶときなど、立っているときはいつもサポートしてくれます。

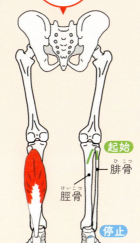

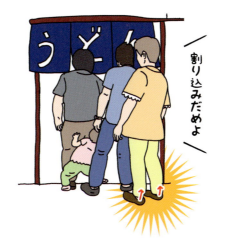

割り込みだめよ

立ち仕事でもデスクワークでも、疲れがたまりやすいよ。血液の流れも滞りやすいから毎日ほぐしてね

ケア方法は第3章
P.122へ！

脚と足首を動かす筋肉

足首からつま先まで自由に動かす匠たち

下腿前面・後面の筋肉群
（かたい）

脚のすねとふくらはぎには多くの筋肉があり、足首と足指を反らしたり伸ばしたりするときに協力して働きます。

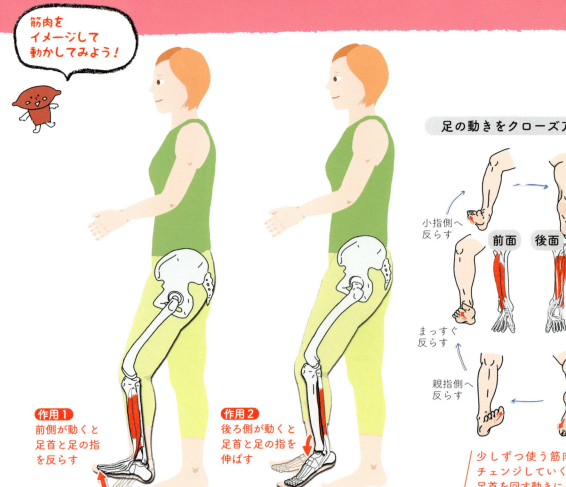

筋肉をイメージして動かしてみよう！

前面 / 後面

作用1 前側が動くと足首と足の指を反らす

作用2 後ろ側が動くと足首と足の指を伸ばす

足の動きをクローズアップ！

小指側へ反らす / 小指側へ伸ばす
まっすぐ反らす / まっすぐ伸ばす
親指側へ反らす / 親指側へ伸ばす

少しずつ使う筋肉をチェンジしていくと、足首を回す動きに！

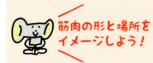 筋肉の形と場所をイメージしよう！

ほうきのように先が広がるよ

前面（すね側）　　後面（ふくらはぎ側）

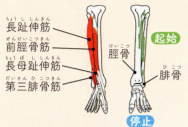

長趾伸筋
前脛骨筋
長母趾伸筋
第三腓骨筋
脛骨
腓骨
起始
停止

後脛骨筋
長腓骨筋
長母趾屈筋
長趾屈筋
短腓骨筋
起始
停止

〈下腿前面の筋肉群〉
起始 脛骨と腓骨の前面
停止 足の骨の甲側

すねの骨の外側にある筋肉で、脛骨と腓骨の前面から、足の骨の甲側までについています。

〈下腿後面の筋肉群〉
起始 脛骨と腓骨の後面
停止 足の骨の裏側

ふくらはぎの奥にある筋肉で、脛骨と腓骨から、足の骨の裏側までについています。

➡筋肉memo

足首をクルクル回してみましょう。うまく動かせない人は、ここが硬くなっています。いつもよりたくさん歩いたら、これらの筋肉と足の甲、土ふまずまでしっかりケアしましょう。ふくらはぎや足につく筋肉をゆるめると血流もよくなり、股関節や腰の筋肉までやわらかくなります。

➡こんな人は要注意！

☐ 足首や足に痛みやだるさを感じる
☐ 歩いていてよくつまずく
☐ 夜中に足がつる

第2章　下腿のその他の筋肉

 こんなときに大活躍！

つめを切る
指を反らすときに使うのが下腿の前面（すね側）にある筋肉。足のつめを切るときにも働いています。

階段をのぼる
足首や足の指を伸ばして地面を蹴るときに、下腿の後面（ふくらはぎ側）の筋肉は使われます。歩くときはもちろん、階段をのぼるときにも大活躍。

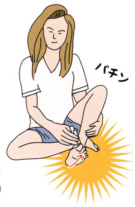
パチン

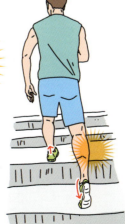
地面を感じるんだ！

足が疲れたら、足首を大きく回したり、足指をグーパーと曲げ伸ばしして、ここをほぐそう！

頭と背中を動かす筋肉

最後はからだ全体を支えている、頭から背中にかけての筋肉です。背中や首を曲げたり伸ばしたりする日常動作には、たくさんの筋肉が働いています。どんなふうについているのか、まずは全体像をつかみましょう。

頭と背中の骨を見てみよう！

複雑な形をした小さな骨が積み木のように連なって少しずつ動くことで、背骨は大きく動かせます。

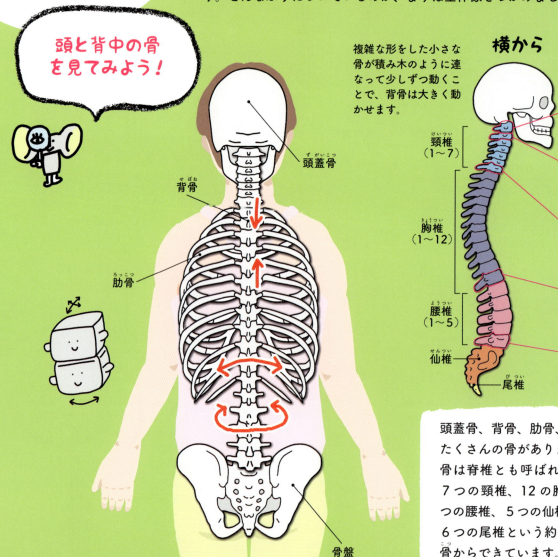

横から

頭蓋骨（ずがいこつ）
背骨（せぼね）
肋骨（ろっこつ）
骨盤

頸椎（けいつい）（1〜7）
胸椎（きょうつい）（1〜12）
腰椎（ようつい）（1〜5）
仙椎（せんつい）
尾椎（びつい）

頭蓋骨、背骨、肋骨、骨盤とたくさんの骨があります。背骨は脊椎とも呼ばれていて、7つの頸椎、12の胸椎、5つの腰椎、5つの仙椎、3〜6つの尾椎という約30の椎骨（ついこつ）からできています。

頭と背中を
動かす筋肉を
見てみよう！

背中には、棘筋、最長筋、腸肋筋がついており、これらをまとめて脊柱起立筋と呼びます。首の後ろでは、頭半棘筋、頭板状筋、頸板状筋などが重い頭を支えてくれています。

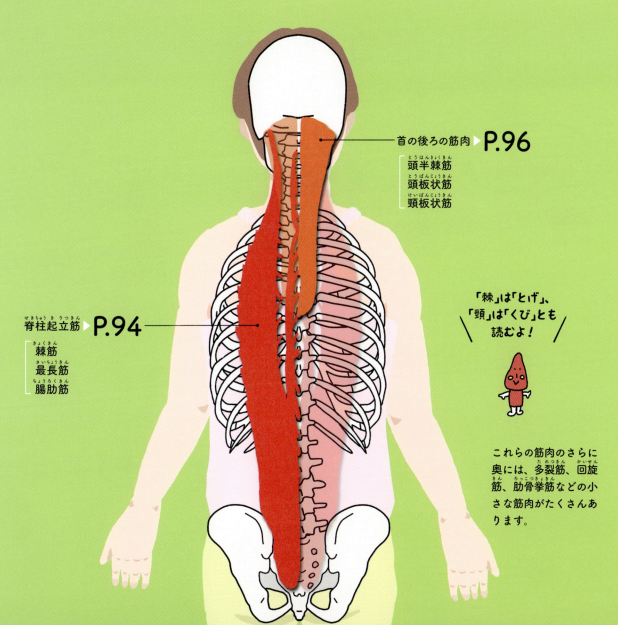

首の後ろの筋肉 ▶ P.96
- 頭半棘筋（とうはんきょくきん）
- 頭板状筋（とうばんじょうきん）
- 頸板状筋（けいばんじょうきん）

脊柱起立筋（せきちゅうきりつきん） ▶ P.94
- 棘筋（きょくきん）
- 最長筋（さいちょうきん）
- 腸肋筋（ちょうろくきん）

「棘」は「とげ」、「頸」は「くび」とも読むよ！

これらの筋肉のさらに奥には、多裂筋（たれつきん）、回旋筋（かいせんきん）、肋骨挙筋（ろっこつきょきん）などの小さな筋肉がたくさんあります。

頭と背中を動かす筋肉

人間のからだを支える大黒柱

脊柱起立筋（せきちゅうきりつきん）

からだの軸となる背骨も、この筋肉がないとまっすぐ立ってくれません。長さの違うたくさんの筋肉をまとめた名前で、背中を支えながら動かします。

筋肉をイメージして動かしてみよう！

作用1
両側が働くと、背中を伸ばす

作用2
片側だけ働くと、背中を横に曲げる

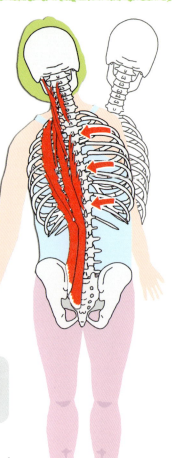

伸ばす動きでは、背骨に近い棘筋（きょくきん）という筋肉がよく働くよ

横に曲げる動きは、外側の腸肋筋（ちょうろくきん）や最長筋（さいちょうきん）がよく働くよ

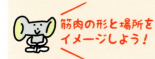

筋肉の形と場所をイメージしよう!

後面

\最長筋/
- 頭最長筋
- 頸最長筋
- 胸最長筋

棘筋
- 頸棘筋
- 胸棘筋

停止

\背中にはりつく3本のツタ/

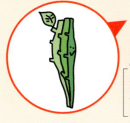

腸肋筋
- 頸腸肋筋
- 胸腸肋筋
- 腰腸肋筋

肋骨

脊柱

骨盤(腸骨)

起始

起始 骨盤、脊柱、肋骨
停止 脊柱、肋骨、頭蓋骨

骨盤、背骨(脊柱)、肋骨などの骨に、たくさんの関節をまたぐようについています。

➡筋肉memo

この筋肉の下には、さらに小さな筋肉が背骨まわりにたくさんついていて、背中を動かすためにいっしょになって働いています。立ちっぱなしや座りっぱなしの状態が続くと、これらの筋肉が少しずつ疲れ、背中全体の張りにつながってしまいます。定期的に動かし、負担をかけ続けないようにしてあげてください。

➡こんな人は要注意!

☐ 背中や腰に痛みやこりを感じる
☐ 腰や背中が伸びない、反らせられない
☐ 頭や体がよく左右どちらかに傾く

第2章 脊柱起立筋

こんなときに大活躍!

さあ 渡りましょう

おんぶする
背中を伸ばそうとするときに使われる筋肉。道で困っていたおばあちゃんをおんぶして歩くなど、背中を伸ばすときに活躍しています。

からだを横に曲げる
運動前や気分転換に、からだを横に曲げて側面のストレッチするときは、この筋肉の片側だけが動いて、背中を横に倒します。

超気持ちいー

肩の高さが違う人はこの筋肉の硬さが左右で違うのかも? よい姿勢でバランスよく使ってね

頭と背中を動かす筋肉

パソコン疲れが出やすいのはココ

首の後ろの筋肉
（頭半棘筋・頭板状筋・頸板状筋）

首の後ろでは、さまざまな筋肉がバランスをとりながら頭と背骨を支えたり、動かしたりしています。

筋肉をイメージして動かしてみよう！

作用2
片側だけ働くと、首を横に曲げる

作用1
両側が同時に働くと、首を反らす

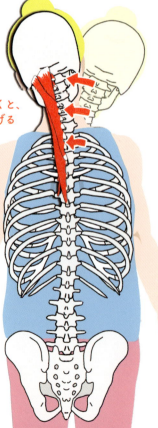

作用3
片側だけ働くと、首を回す

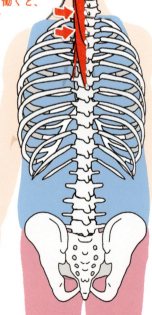

筋肉の形と場所をイメージしよう！

後面

頭蓋骨

停止
起始

首の後ろにヒゲのように伸びてるよ

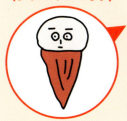

頭半棘筋
頭板状筋
頸板状筋

脊柱
肋骨

起始 脊柱
停止 頭蓋骨、脊柱

背骨（脊柱）、肋骨から、頭蓋骨や脊柱上部まで、たくさんの関節をまたいでついています。

→ 筋肉memo

首を傾けると、体重の10％はあるといわれる頭の重さが、細い首の筋肉にグンとかかります。つまり猫背の人は、この頭の重りを、首の後ろにいつもかけ続けているということ。首や肩がこるのも当然ですよね。あごを引いて頭を支える姿勢をぜひ心がけましょう。

→ こんな人は要注意！

☐ 頭や首に痛みやこりを感じる
☐ 首が硬くて回らない
☐ 首を横に倒せない

第2章　首の後ろの筋肉

こんなときに大活躍！

星空を見あげる
星空を見あげるような、顔を上に向ける動きでよく働きます。

横を向く
横にあるものをちらっと見たり、横にいる人と話したりするときにも、じつは活躍しています。

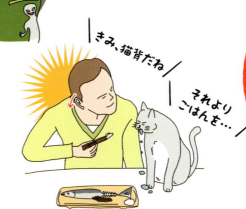

きみ、猫背だね
それよりごはんを…

パソコン作業を長時間するときは、ときどき首を回そう。硬くなっているかも

97

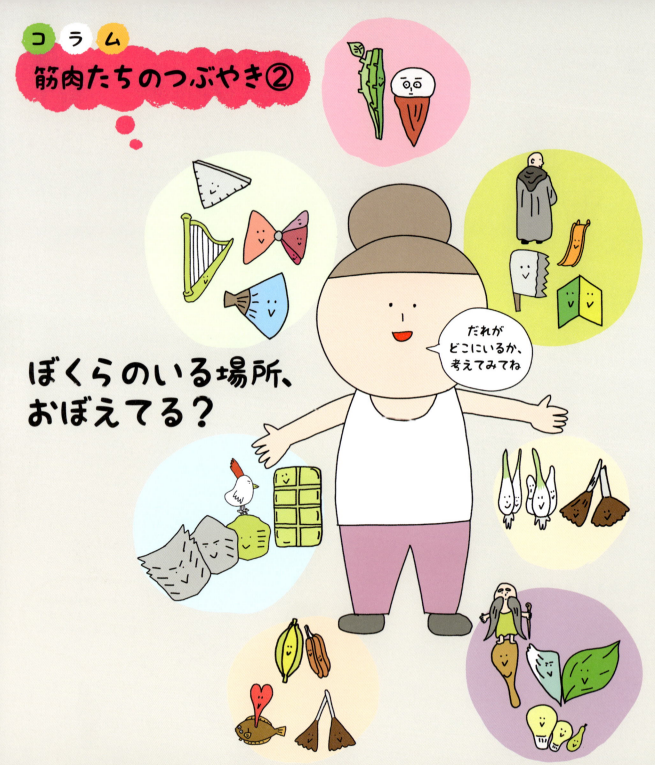

第3章

世界一ゆる〜く学ぶ
不調をケアするボディメンテナンス

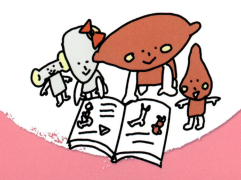

筋肉の知識を ボディメンテナンス に活かそう！

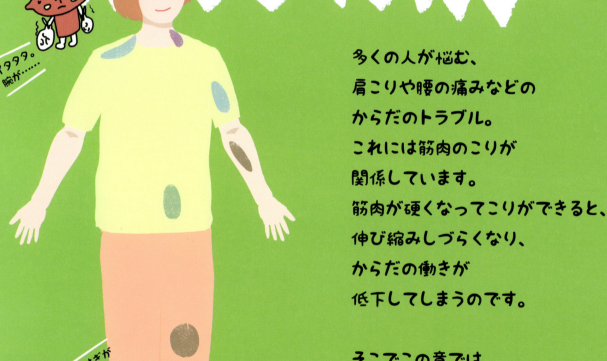

多くの人が悩む、
肩こりや腰の痛みなどの
からだのトラブル。
これには筋肉のこりが
関係しています。
筋肉が硬くなってこりができると、
伸び縮みしづらくなり、
からだの働きが
低下してしまうのです。

そこでこの章では、
調子が悪くなった筋肉を
快適な状態に戻す
からだのケア方法を、
症状別に紹介していきます。

からだの「ん？」をほうっておくと…

日々の生活の中で、さまざまな負担がからだに蓄積します。
からだの小さな違和感をそのままにしていると、筋肉の動きが悪くなり、
いろいろなトラブルを引き起こしてしまいます。

筋肉の使いすぎや使わなさすぎ → こり発生！筋肉の伸び縮みが悪くなる → からだの動きが悪くなる。痛みやしびれなどの不快な症状が出る → 生活に悪影響！？

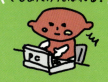
肩こったかな？でもまだがんばれる！

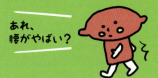
あれ、腰がやばい？

ボディメンテナンスをすると

筋肉にこりがたまらないように、こまめにケアすれば、
快適なからだで毎日を元気にすごせます。

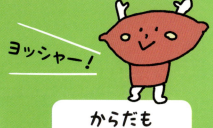
ヨッシャー！

筋肉の伸び縮みが改善し、こりがゆるむ → からだの動きがよくなり、痛みやしびれも改善！ → からだもくらしも快適に！

「魔法の虫メガネ」を使って筋肉をイメージしながらケアしよう！

ボディメンテナンスの方法は世の中にいろいろありますが、ここでお伝えするのは2章で学んだ解剖学の知識を活かした方法です。
ポイントは、「魔法の虫メガネ」でのぞいている気持ちで、筋肉をイメージすること。
そうすれば、働きが低下している筋肉によりしっかりアプローチでき、症状も改善しやすくなるのです。

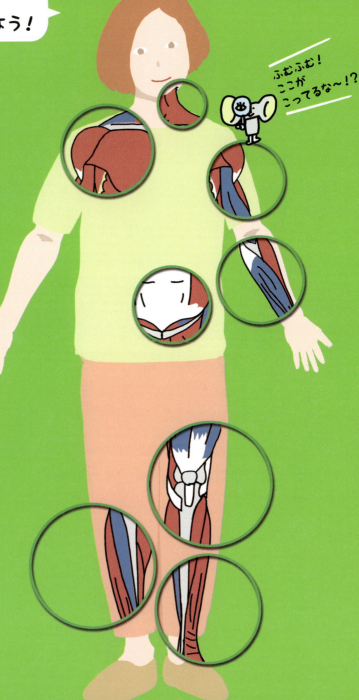

ふむふむ！ここがこってるな～!?

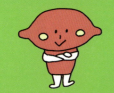

筋肉をイメージできれば、ケアも正確になるよ！

『世界一ゆる〜いイラスト解剖学』的
かんたん！ボディメンテナンス法

症状別に、それぞれ4つのステップで行います。
強く押したりもんだりしないので、筋肉を痛めつける心配もなし！
だれでもかんたんにできるので、
日常のセルフケアとしても取り入れてみてください。

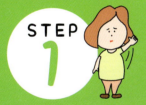

STEP 1 今の状態を確認

筋肉の硬さや痛みを感じていたら、まずは今のからだの状態をチェック！ どこまで回るか、どう動かすと痛いのかなどを、実際に動かして確認します。

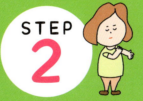

STEP 2 筋肉をさわる

筋肉の形や場所をイメージしてから、その筋肉をさわります。皮膚が少しへこむ程度に軽く押さえたり、つかんだりします。

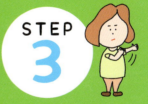

STEP 3 筋肉を動かす

筋肉に手を置いたまま、力を入れすぎずに、イラストのとおりに動かします。終わったらゆっくり3回呼吸して、筋肉のゆるみやからだがポカポカするのを感じましょう。

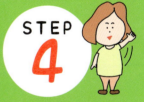

STEP 4 変化をチェック

もう一度STEP1を行い、症状が軽くなったかを確認します。もし変化がない場合は、その筋肉ではない別の要因が考えられるので、専門家に相談しましょう。

CASE 1

ふり向きにくさを感じたら要注意！

肩がこる、首を回しにくい

1 からだをチェック！

首を左右にひねったり横に倒したりして、動きの硬さや痛みがないかを、左右それぞれチェックします。

- 首の回しやすさは？
- 首に痛みはある？
- 重だるい感じは？
- 張りがあるところは？
- 左右の差はある？

2 筋肉を押さえる

動きが悪いほうの「肩甲挙筋（けんこうきょきん）」のこりをゆるめます。肩甲挙筋がどこについているかをイメージしたら、反対側の手を上から回して肩に置き、肩甲骨のキワあたりを軽く押さえます。

真ん中の三本の指で、皮膚がほんの少しへこむくらいの軽い力で押さえる

手のひらを置いたときに、最初にふれる肩甲骨のでっぱり（斜線部分）から、背骨に向かって斜め上にたどっていくと、肩甲骨のキワを見つけやすい

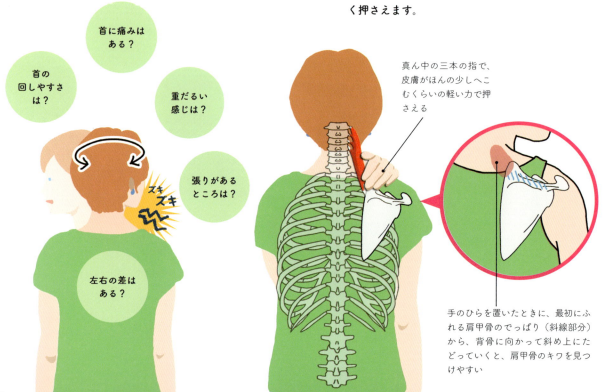

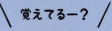
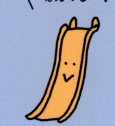

チェックする筋肉 **肩甲挙筋**（けんこうきょきん）（→P.48）

肩甲挙筋は、顔を横に向けるときに働く筋肉です。振り向く動作をしづらい場合は、この筋肉の働きが悪くなっている可能性があります。

3 首を動かす

2の手の位置を変えずに、首を左右に5回ひねります。首を戻した状態でゆっくり3回呼吸しながら、筋肉のあたりがポカポカしたり、ゆるんだりする感覚に意識を向けてみましょう。

4 変化をチェック

1と同じ方法でチェックを行い、どのように変わったかを確認します。症状が少しでも軽くなったら、肩甲挙筋がこっていたということ。反対側にも同じような症状がある場合は、同様に行ってください。

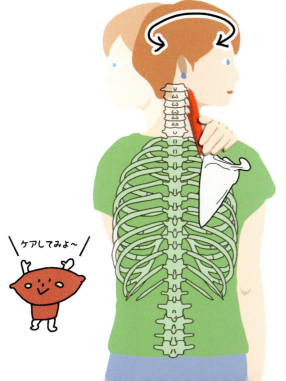

首を回しやすくなった！

セルフケア
3の首の動きを1回3セット、1日1〜3回、無理のない範囲で続けましょう。

CHECK
☐ 首から肩の痛みやこり、重だるさはとれたか
☐ 首を回しやすくなったか
☐ 左右の差は減ったか

CASE 2 腕を上げにくい、肩に痛みがある

バンザイしづらい人は五十肩の心配も

1 からだをチェック!

バンザイをするように両腕を上げ、動きの硬さや痛みがないかを、左右それぞれチェックします。

- つっかえた感じはあるかは？
- 腕の上げやすさは？
- 肩に痛みはある？
- 左右の差はある？
- 重だるい感じは？

ズキズキ

2 筋肉を押さえる

腕の上がりにくさや痛みがあるほうの「棘上筋（きょくじょうきん）」のこりをゆるめます。棘上筋がどこについているかイメージしたら、反対側の手を上から回して肩の上に置き、肩甲骨のでっぱりの上あたりを軽く押さえます。

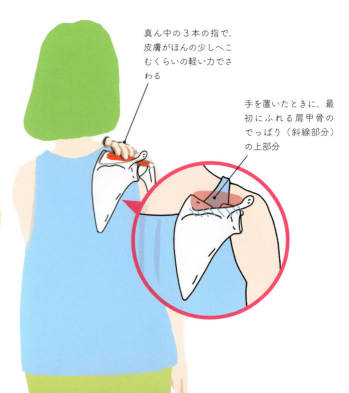

真ん中の3本の指で、皮膚がほんの少しへこむくらいの軽い力でさわる

手を置いたときに、最初にふれる肩甲骨のでっぱり（斜線部分）の上部分

\チェックする筋肉/ **棘上筋（ローテーターカフ）**（→P.43）

「棘上筋」は肩甲骨の上部のくぼみにあり、腕を上げるときに使われます。そのため、バンザイをすると肩に違和感を覚える人は、この部分の働きが悪くなっていると考えられます。

\またこんにちはー！/

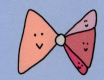

3 腕を動かす

2の手の位置を変えずに、腕を斜め前に5回上げ下げします。腕を下ろした状態でゆっくり3回呼吸しながら、筋肉のあたりがポカポカしたり、ゆるんだりする感覚に意識を向けてみましょう。

4 変化をチェック

1と同じ方法でチェックを行い、どのように変わったか確認します。症状が少しでも軽くなったら、棘上筋がこっていたというサイン。反対側にも同じような症状がある場合は、同様に行ってください。

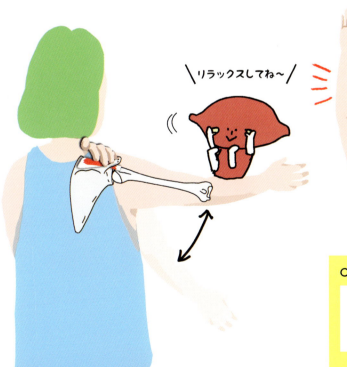

\リラックスしてね〜/

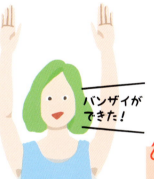

\バンザイができた！/

セルフケア

3の腕の動きを1回3セット、1日1〜3回、無理のない範囲で続けましょう。

CHECK

☐ 腕を上げやすくなったか
☐ 肩の痛みやつっかえる感じはとれたか
☐ 左右差は減ったか

第3章 棘上筋のケア

CASE 3

いつも肩こりに悩んでいるあなたへ

首から肩にかけてこりを感じる

1 からだをチェック！

首を左右に倒したり、肩甲骨を片方ずつグルグル回したりして、動きの硬さや痛みがないかを、左右それぞれチェックします。

- 首の倒しやすさや痛みは？
- 肩甲骨の回しやすさは？
- 重だるい感じは？
- 左右の差はある？
- 張りがあるところは？

2 筋肉を押さえる

痛みや張りがあるほうの「僧帽筋（そうぼうきん）」のこりをゆるめます。僧帽筋がどこについているかをイメージしたら、反対側の手を上から回し、首から肩にかけてのふくらみをつかむように軽く押さえます。

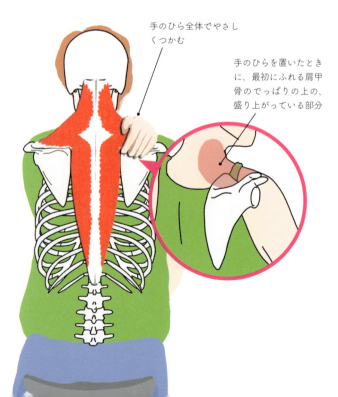

手のひら全体でやさしくつかむ

手のひらを置いたときに、最初にふれる肩甲骨のでっぱりの上の、盛り上がっている部分

チェックする筋肉 **僧帽筋**（そうぼうきん）（→P.46）

僧帽筋のなかでも上部の筋肉は、肩甲骨を引き上げるときに使われるので、生活の中でもとくに負担がかかる部分。首や肩にこりを感じる場合は、この部分の働きが悪くなっていると考えられます。

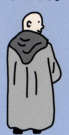
＼肩こりに効くよ〜／

3 肩甲骨を回す

2の手の位置を変えずに、肩甲骨を背中側に引き寄せながら、5回大きく外回しします。肩甲骨を戻した状態でゆっくり3回呼吸しながら、筋肉のあたりがポカポカしたり、ゆるんだりする感覚に意識を向けてみましょう。

4 変化をチェック

1と同じ方法でチェックを行い、どのように変わったかを確認します。症状が少しでも軽くなったら、僧帽筋がこっていたというサイン。反対側にも同じような症状がある場合は、同様に行ってください。

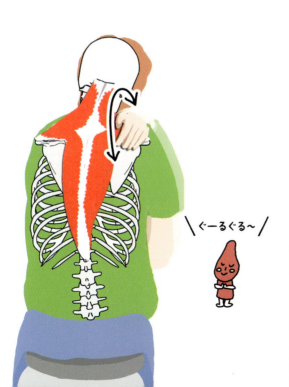
＼ぐーるぐる〜／

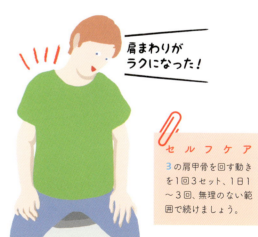
肩まわりがラクになった！

セルフケア
3の肩甲骨を回す動きを1回3セット、1日1〜3回、無理のない範囲で続けましょう。

CHECK
□ 首は倒しやすくなったか
□ 肩甲骨は回しやすくなったか
□ 左右差は減ったか

第3章 僧帽筋のケア

CASE **4**

腕の使いすぎからくる痛みに

ひじを曲げると痛い、腕が疲れる

1 からだをチェック！

ひじを曲げたときに動きの硬さや痛みがないかを、左右それぞれチェックします。

- 張りがあるところは？
- 重だるい感じは？
- どちらのひじに痛みがある？
- ひじの曲げやすさは？

2 筋肉を押さえる

痛みがある、または動きが悪いほうの「上腕二頭筋（じょうわんにとうきん）」のこりをゆるめます。上腕二頭筋がどこについているかをイメージしたら、反対側の手で上腕骨のひじの近くを前からつかむように軽く押さえます。

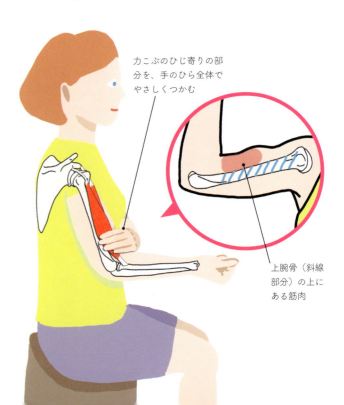

力こぶのひじ寄りの部分を、手のひら全体でやさしくつかむ

上腕骨（斜線部分）の上にある筋肉

チェックする筋肉 **上腕二頭筋**（→P.54）

上腕二頭筋は、腕を曲げるときに働く「力こぶ」です。腕を曲げたときにひじに痛みを感じたら、この部分に負担がかかっていると考えられます。

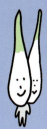
＼毎日おつかれさま～／

3 ひじを曲げ伸ばす

2の手の位置を変えずに、ひじを5回曲げ伸ばしします。ひじを戻した状態でゆっくり3回呼吸しながら、筋肉のあたりがポカポカしたり、ゆるんだりする感覚に意識を向けてみましょう。

4 変化をチェック

1と同じ方法でチェックを行い、どのように変わったか確認します。症状が少しでも軽くなったら、上腕二頭筋がこっていたというサイン。反対側にも同じような症状がある場合は、同様に行ってください。

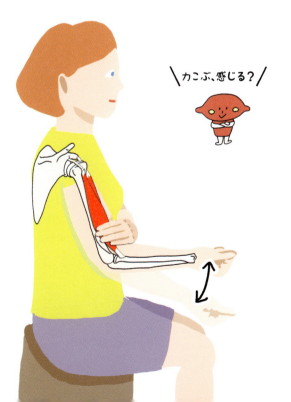
＼力こぶ、感じる？／

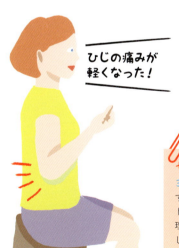
ひじの痛みが軽くなった！

セルフケア
3のひじを曲げ伸ばしする動きを1回3セット、1日1～3回、無理のない範囲で続けましょう。

CHECK
- ☐ ひじの痛みはやわらいだか
- ☐ 腕の重だるさはとれた
- ☐ ひじは曲げやすくなったか

第3章 上腕二頭筋のケア

CASE 5

ひじがつまったような違和感を解消

ひじを伸ばすと痛い

1 からだをチェック！

腕を伸ばしたときに動きの硬さや痛みがないかを、左右それぞれチェックします。

- 重だるい感じは？
- 張りがあるところは？
- どちらのひじに痛みがある？
- ひじの伸ばしやすさは？

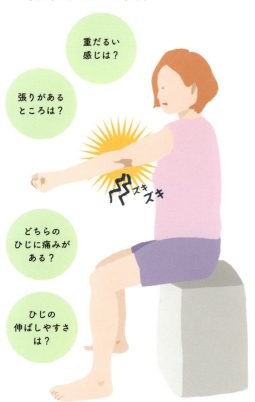

2 筋肉を押さえる

痛みがある、または動きが悪いほうの「上腕三頭筋（じょうわんさんとうきん）」のこりをゆるめます。上腕三頭筋がどこについているかイメージしたら、腕を胸の高さまで上げてひじを直角に曲げ、反対側の手で上腕骨のひじの近くを下からつかむように軽く押さえます。

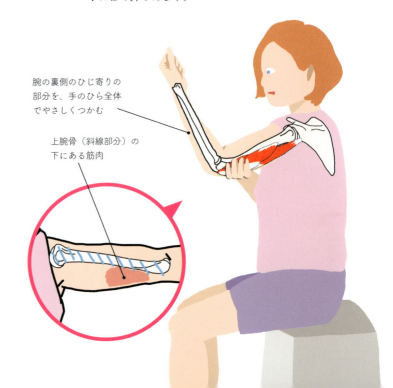

腕の裏側のひじ寄りの部分を、手のひら全体でやさしくつかむ

上腕骨（斜線部分）の下にある筋肉

チェックする筋肉 **上腕三頭筋**（→P.56）

上腕三頭筋は、ひじを伸ばすときに働きます。腕を伸ばしたときに、ひじのあたりにひっかかりや痛みがあるときは、この部分に負担がかかっている可能性があります。

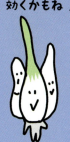
肩こりにも効くかもね

3 ひじを曲げ伸ばす

2の手の位置を変えずに、ひじを5回曲げ伸ばしします。ひじを戻した状態でゆっくり3回呼吸しながら、筋肉のあたりがポカポカしたり、ゆるんだりする感覚に意識を向けてみましょう。

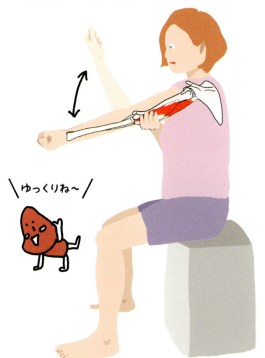
ゆっくりね～

4 変化をチェック

1と同じ方法でチェックを行い、どのように変わったかを確認します。症状が少しでも軽くなったら、上腕三頭筋がこっていたというサイン。反対側にも同じような症状がある場合は、同様に行ってください。

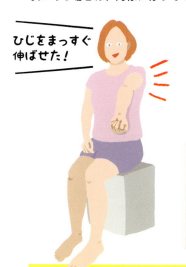
ひじをまっすぐ伸ばせた！

セルフケア
3のひじを曲げ伸ばしする動きを1回3セット、1日1～3回、無理のない範囲で続けましょう。

CHECK
- □ ひじの痛みはやわらいだか
- □ ひじの違和感はとれたか
- □ ひじは伸ばしやすくなったか

第3章 上腕三頭筋のケア

CASE 6

手を使いすぎたと感じたら即ケア

手首や指に硬さや痛みがある

1 からだをチェック!

手首を回したり、手を握ったり開いたりしてグーとパーをくり返したときに、動きの硬さや痛みがないかを、左右それぞれチェックします。

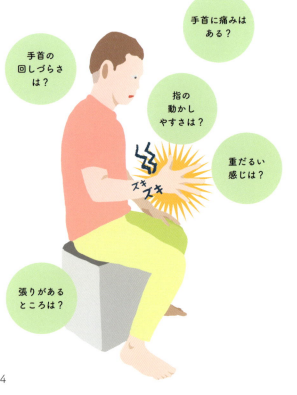

- 手首の回しづらさは？
- 手首に痛みはある？
- 指の動かしやすさは？
- 重だるい感じは？
- 張りがあるところは？

2 筋肉を押さえる

痛みがある、または動きが悪いほうの前腕の筋肉のこりをゆるめます。前腕の筋肉がどこについているかをイメージしたら、反対側の手で前腕の筋肉を下からつかむように軽く押さえます。

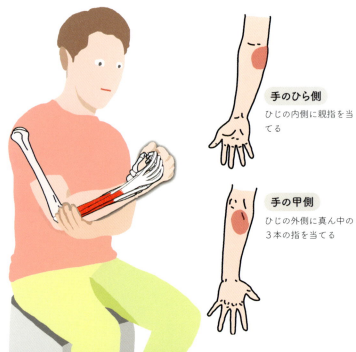

手のひら側
ひじの内側に親指を当てる

手の甲側
ひじの外側に真ん中の3本の指を当てる

チェックする筋肉 前腕屈筋群(→P.58)、前腕伸筋群(→P.59)

前腕屈筋群と前腕伸筋群は、手首や指を動かすときに欠かせない筋肉。硬さや痛みがある場合は、この部分が硬くなっていると考えられます。

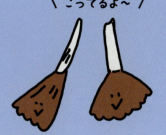
知らないうちに こってるよ〜

3 手首と手を動かす

2の手の位置を変えずに、手首を内側と外側に5回ずつ回し、手のグーとパーを5回くり返します。そのままの状態でゆっくり3回呼吸しながら、筋肉のあたりがポカポカしたり、ゆるんだりする感覚に意識を向けてみましょう。

4 変化をチェック

1と同じ方法でチェックを行い、どのように変わったかを確認します。症状が少しでも軽くなったら、前腕の筋肉がこっていたというサイン。反対側にも同じような症状がある場合は、同様に行ってください。

手のだるさがとれた！

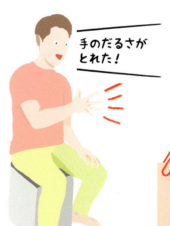
くるくるグーパー

セルフケア
3の手首と手の動きを1回3セット、1日1〜3回、無理のない範囲で続けましょう。

CHECK
☐ 手首を回しやすくなったか
☐ 指の硬さや張りはとれたか
☐ 重だるさは変わったか

第3章 前腕筋群のケア

CASE 7 腰が痛む、張りがある

腰の疲れを感じたらチェック！

1 からだをチェック！

腰をひねったり、前後左右に動かしたときに、動きの硬さや痛みがないかをチェックします。

- 腰のひねりづらさは？
- 腰を動かしたときに痛みはある？
- 張りがあるところは？
- 重だるい感じは？

2 筋肉を押さえる

「腰方形筋（ようほうけいきん）」は両側のこりを同時にゆるめます。腰方形筋がどこについているかをイメージしたら、骨盤の上のウエスト部分を横からつかみ、背骨を両側からはさむようにして親指で軽く押さえます。

親指で、皮膚がほんの少しへこむくらいの軽い力で押さえる

骨盤の上の縁（斜線部分）の少し上あたりが目安

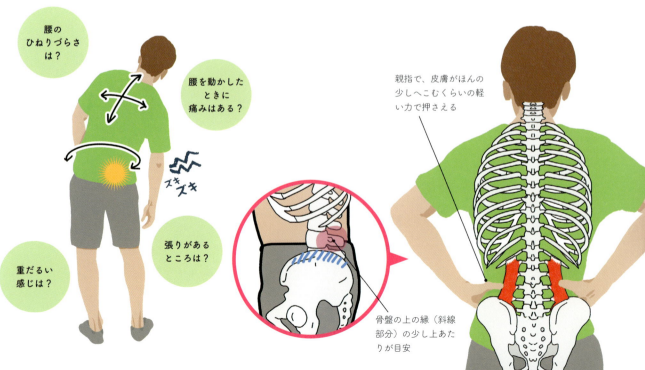

チェックする筋肉 **腰方形筋**（→P.68）

背骨の両脇についている腰方形筋は、腰を安定させたり、腰を横に曲げたりする働きがあります。腰の動かしづらさを感じるときは、この部分がこっている可能性があります。

＼姿勢、大丈夫？／

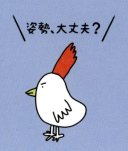

3 腰を動かす

2の手の位置を変えずに、腰を左右に5回ひねります。続いて、骨盤を固定したまま、上体を前後左右に5回ずつ倒します。腰を戻した状態でゆっくり3回呼吸しながら、筋肉のあたりがポカポカしたり、ゆるんだりする感覚に意識を向けてみましょう。

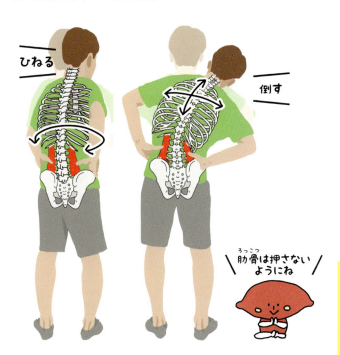

ひねる／倒す／肋骨は押さないようにね

4 変化をチェック

1と同じ方法でチェックを行い、どのように変わったかを確認します。症状が軽くなっていたら、腰方形筋がこっていたというサインです。

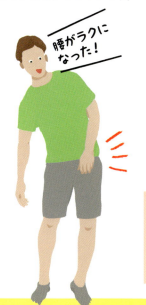

腰がラクになった！

セルフケア
3の腰の動きを1回3セット、1日1〜3回、無理のない範囲で続けましょう。

CHECK
- □ 腰を動かしやすくなったか
- □ 腰の痛みや張りはやわらいだか
- □ 重だるさは変わったか

第3章 腰方形筋のケア

CASE 8 腰やおしり、股関節が痛む

股関節を支える重要筋にアプローチ

1 からだをチェック!

腰を前後に動かしたり、ひねったり、股関節から脚を動かしたときに、動きの硬さや痛みがないかを、左右それぞれチェックします。

- 腰やおしりに痛みや張りはある?
- 股関節に痛みはある?
- 股関節の動かしやすさは?
- 腰の動かしやすさは?
- 左右の差はある?

2 筋肉を押さえる

痛みがある、または動きが悪いほうの「梨状筋（りじょうきん）」のこりをゆるめます。梨状筋がどこについているかイメージしたら、おしりのわきの少し後ろにある、大腿骨のでっぱりあたりを親指で軽く押さえます。

親指で、皮膚がほんの少しへこむくらいの軽い力で押さえる

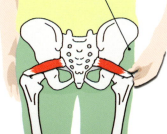

後ろから

腕を伸ばしたときの、手首の高さが目安

大腿骨のでっぱり（斜線部分、脚を回したときにグリグリ動く部分）の少し上あたり

チェックする筋肉 **梨状筋**（りじょうきん）（→P.76）

梨状筋は股関節を使うほぼすべての動きに関わっています。そのため、股関節まわりに違和感がある場合は、この筋肉の働きが悪くなっている可能性があります。

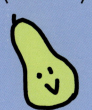
＼動け動け〜！／

3 股関節を動かす

2の手の位置を変えずに、片足を少し浮かせ、股関節から脚を左右にクルクルと5回ずつ回します。脚を戻した状態でゆっくり3回呼吸しながら、筋肉のあたりがポカポカしたり、ゆるんだりする感覚に意識を向けてみましょう。

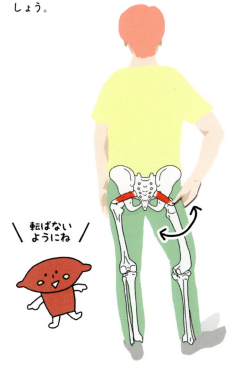
＼転ばないようにね／

4 変化をチェック

1と同じ方法でチェックを行い、どのように変わったかを確認します。症状が少しでも軽くなったら、梨状筋がこっていたというサイン。反対側にも同じような症状がある場合は、同様に行ってください。

つっぱった感じがなくなった！

セルフケア
3の股関節の動きを1回3セット、1日1〜3回、無理のない範囲で続けましょう。

CHECK
☐ 腰やおしり、股関節の痛みはやわらいだか
☐ 股関節を動かしやすくなったか
☐ 腰を動かしやすくなったか

第3章 梨状筋のケア

CASE 9 ひざに痛みや張りがある

立ち上がるときにひざに違和感を覚えたら

1 からだをチェック！

イスから立ち上がったり、ひざを曲げ伸ばししたりするときに、動きの硬さや痛みがないかを、左右それぞれチェックします。

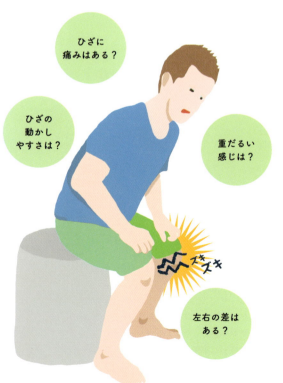

- ひざに痛みはある？
- ひざの動かしやすさは？
- 重だるい感じは？
- 左右の差はある？

2 筋肉を押さえる

イスに座り、痛みがある、または動きが悪いほうの「大腿四頭筋（だいたいしとうきん）」のこりをゆるめます。大腿四頭筋がどこについているかをイメージしたら、太ももの前面のひざに近い部分を、両手でつかむように軽く押さえます。

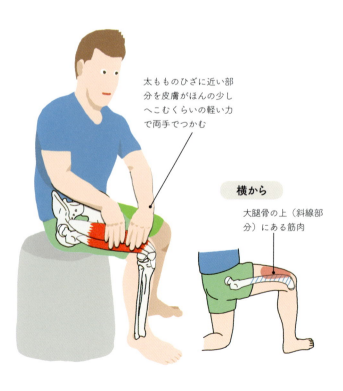

太もものひざに近い部分を皮膚がほんの少しへこむくらいの軽い力で両手でつかむ

横から

大腿骨の上（斜線部分）にある筋肉

チェックする筋肉　**大腿四頭筋**（→P.84）

やさしくケアしてね

大腿四頭筋の状態を確認しましょう。この筋肉は太ももの前側にあり、ひざを伸ばす働きがあります。ひざに痛みがある場合、この部分に負担がかかっていると考えられます。

3 ひざを動かす

2の手の位置を変えずに、ひざを5回曲げ伸ばしします。ひざを戻した状態でゆっくり3回呼吸しながら、筋肉のあたりがポカポカしたり、ゆるんだりする感覚に意識を向けてみましょう。

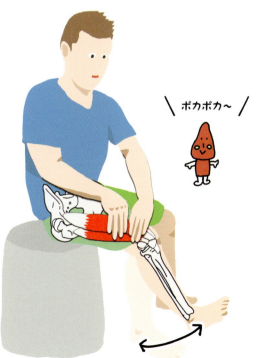

ポカポカ〜

4 変化をチェック

1と同じ方法でチェックを行い、どのように変わったかを確認します。症状が少しでも軽くなったら、大腿四頭筋がこっていたというサイン。反対側にも同じような症状がある場合は、同様に行ってください。

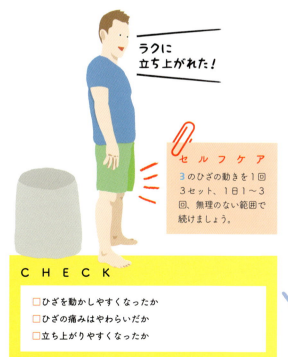

ラクに立ち上がれた！

セルフケア
3のひざの動きを1回3セット、1日1〜3回、無理のない範囲で続けましょう。

CHECK
☐ ひざを動かしやすくなったか
☐ ひざの痛みはやわらいだか
☐ 立ち上がりやすくなったか

第3章　大腿四頭筋のケア

CASE 10 夕方、脚がパンパンなとき
ふくらはぎが重だるい

1 からだをチェック！

足首を上下に動かしたときに、動きの硬さや張りがないかを、左右それぞれチェックします。

- 足首の動かしやすさは？
- ふくらはぎに張りやむくみはある？
- 重だるい感じは？
- 左右の差はある？

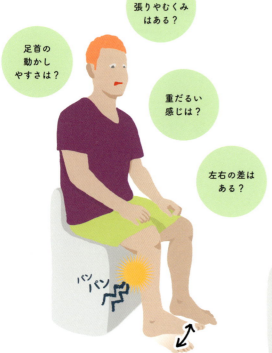

2 筋肉を押さえる

イスに座り、動きが悪いほうの「ヒラメ筋」のこりをゆるめます。ヒラメ筋がどこについているかイメージしたら、足首を反対側のひざの上にのせ、すねにある脛骨（けいこつ）のキワあたりを両手の親指で軽く押さえます。

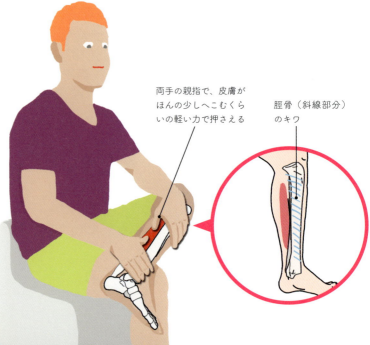

両手の親指で、皮膚がほんの少しへこむくらいの軽い力で押さえる

脛骨（斜線部分）のキワ

チェックする筋肉 **ヒラメ筋（下腿三頭筋（かたいさんとうきん））**（→P.88）

ヒラメ筋は足首を伸ばす働きがあり、立っているときだけでなく、座っているときも、地面を踏ん張ってからだを支えているので疲れがたまりやすい筋肉。ふくらはぎに疲れを感じたら、この筋肉をケアしてみましょう。

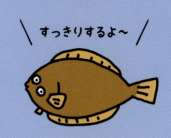
すっきりするよ〜

3 足首を動かす

2の手の位置を変えずに、足首を5回曲げ伸ばしします。続けて、足首を5回大きく回します。足首を戻した状態でゆっくり3回呼吸しながら、筋肉のあたりがポカポカしたり、ゆるんだりする感覚に意識を向けてみましょう。

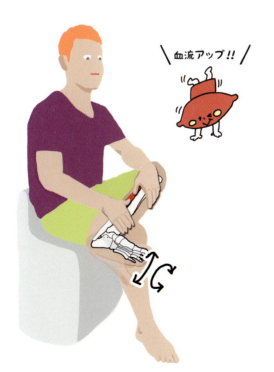
血流アップ!!

4 変化をチェック

1と同じ方法でチェックを行い、どのように変わったかを確認します。症状が少しでも軽くなったら、ヒラメ筋がこっていたというサイン。反対側にも同じような症状がある場合は、同様に行ってください。

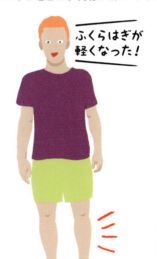
ふくらはぎが軽くなった！

セルフケア
3の足首の動きを1回3セット、1日1〜3回、無理のない範囲で続けましょう。

CHECK
- ☐ 足のだるさや疲れはとれたか
- ☐ ふくらはぎの痛みはやわらいだか
- ☐ 足首は動かしやすくなったか

第3章 ヒラメ筋のケア

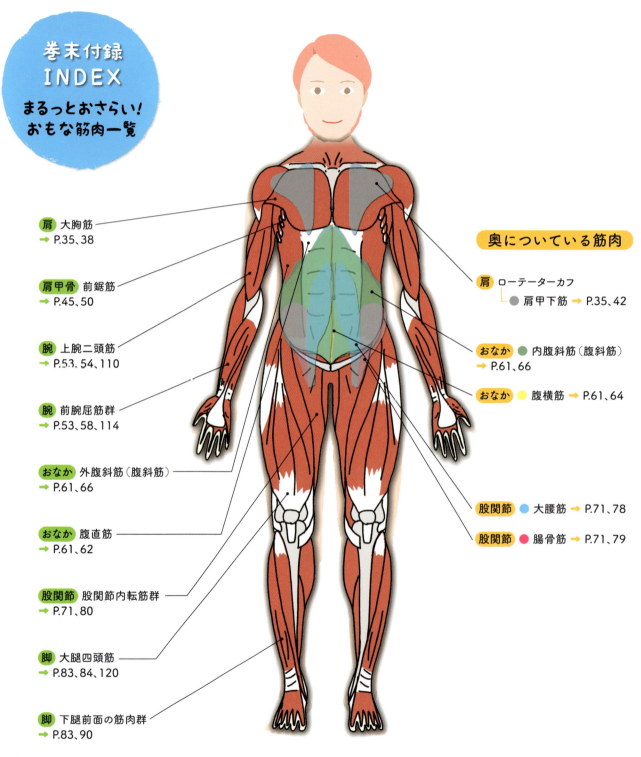

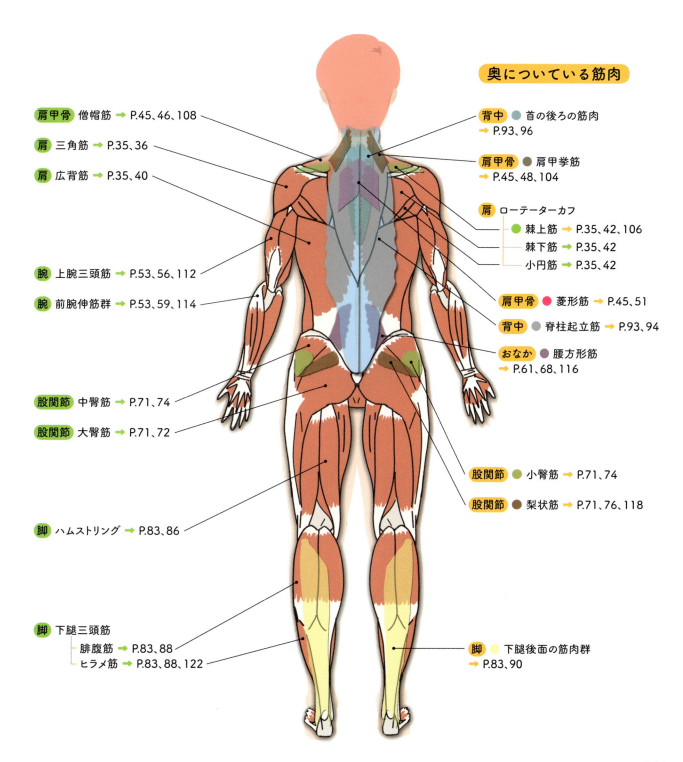

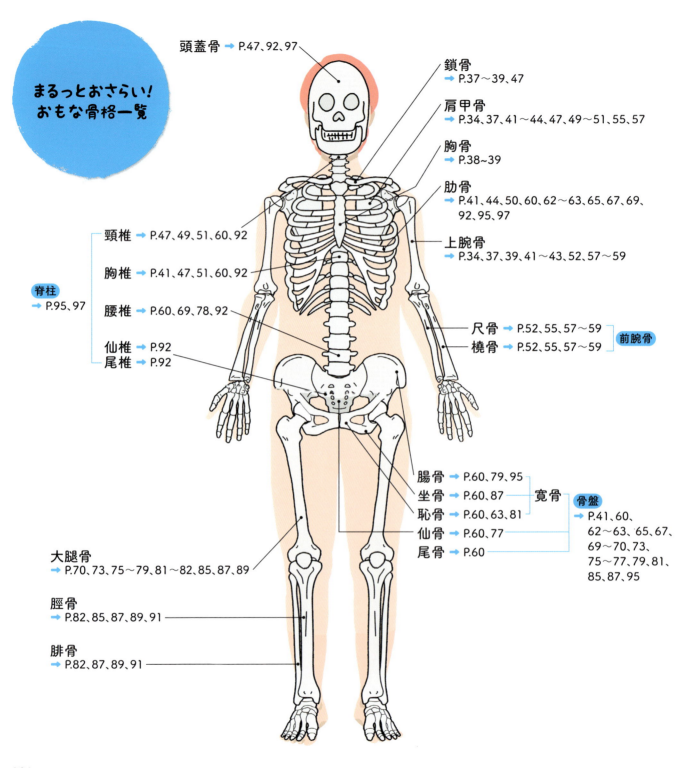

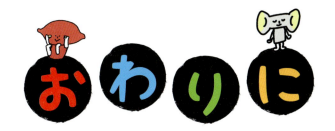

おわりに

この本は専門家向けの本ではありません。
難しい解剖学をはじめて学ぶ方向けの"ゆる〜く学ぶ解剖学本"です。
シンプルでわかりやすい表現と、絵本のように眺めるだけでも学べるように
たくさんのイラストからできています。
また、遊び感覚で学べるようにちょっとふざけたイラストや
ゆる〜いキャラたちをたくさん登場させました。
同じ学ぶのであれば、できるだけ楽しく学んでほしいと思ったからです。

この本を手にとってくださった皆さんが、解剖学ってなんか楽しそう！
これなら勉強できる！　解剖学が好きになった！　そう思っていただけたら嬉しいです。

解剖学を面白くするコツは、言葉だけで覚えようとせず、ひとつひとつの骨や筋肉をイメージし、
実際に動かしたりさわったりしながら自分のからだの中の骨や筋肉を体感しながら学ぶことです。
そうやって学んでいくと、からだの中が、生き生きとした解剖学ボディイメージで満たされ、
生活やスポーツ、からだのケアといったさまざまな場面で骨や筋肉たちが大活躍してくれるでしょう。

最後に、このイラスト解剖学を本にすることを提案してくださり、
企画や執筆すべてにおいてサポートしてくださった編集者の川端浩湖さん、
そして、一般の方にも楽しく読んでもらえる本にしたいという立場で、
多くのアドバイスと工夫をしてくださった高橋書店の外岩戸さんに、心より感謝を申し上げます。

有川譲二

著者

有川譲二 ありかわ じょうじ

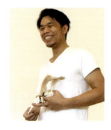

理学療法士。整体師。解剖学講師。イラストレーター。鹿児島大学医療技術短期大学部、神戸大学医学部保健学科卒業後、整形外科や訪問リハビリに従事。見て、イメージして、触って、動かす、体験を通じて学ぶ解剖学をベースにしながら、「動き」に関する独自の理論やシンプルなコンディショニング法を提案。ヨガインストラクター、セラピスト、ボディワーカー、スポーツ選手などを対象とした「リアル解剖学講座」を全国各地で開催。「解剖学をもっと楽しく身近に！」をテーマに、知識ゼロからでも始められる解剖学講座をウェブサイトとSNSで開設。自身が描くイラストとシンプルでわかりやすい解説が話題になっている。

世界一ゆる〜く学ぶ　イラスト解剖学教室
http://anatomy-yoga.com/

フェイスブックページ
https://www.facebook.com/anatomylabo/

●イラスト　有川譲二

世界一ゆる〜いイラスト解剖学
からだと筋肉のしくみ

著　者　有川譲二
発行者　高橋秀雄
編集者　外岩戸春香
発行所　株式会社 高橋書店
　　　　〒170-6014 東京都豊島区東池袋3-1-1 サンシャイン60 14階
　　　　電話　03-5957-7103

ISBN978-4-471-03251-7　©ARIKAWA Joji　Printed in Japan

定価はカバーに表示してあります。
本書および本書の付属物の内容を許可なく転載することを禁じます。また、本書および付属物の無断複写（コピー、スキャン、デジタル化）、複製物の譲渡および配信は著作権法上での例外を除き禁止されています。

【内容についてのご質問】は「書名、質問事項（ページ、内容）、お客様のご連絡先」を明記のうえ、郵送、FAX、ホームページお問い合わせフォームから小社へお送りください。
回答にはお時間をいただく場合がございます。また、電話によるお問い合わせ、本書の内容を超えたご質問にはお答えできませんので、ご了承ください。本書に関する正誤等の情報は、小社ホームページもご参照ください。

【内容についての問い合わせ先】
　書　面　〒170-6014 東京都豊島区東池袋3-1-1 サンシャイン60 14階　高橋書店編集部
　ＦＡＸ　03-5957-7079
　メール　小社ホームページお問い合わせフォームから　（https://www.takahashishoten.co.jp/）

【不良品についての問い合わせ先】
　ページの順序間違い・抜けなど物理的欠陥がございましたら、電話03-5957-7076へお問い合わせください。
　ただし、古書店等で購入・入手された商品の交換には一切応じられません。